医 学 大 众 科 普 读 物

胸外科手术患者
健康管理手册

名誉主编 魏　立

主　　编 张红梅 杨　慧 刘玉荣

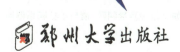

郑州大学出版社

图书在版编目(CIP)数据

胸外科手术患者健康管理手册 / 张红梅,杨慧,刘玉荣主编. — 郑州:郑州大学出版社,2023.2(2024.6 重印)

(医学大众科普读物)

ISBN 978-7-5645-9272-1

Ⅰ. ①胸… Ⅱ. ①张…②杨…③刘… Ⅲ. ①胸部外科手术 - 围手术期 - 手册 Ⅳ. ①R655-62

中国版本图书馆 CIP 数据核字(2022)第 224054 号

胸外科手术患者健康管理手册
XIONGWAIKE SHOUSHU HUANZHE JIANKANG GUANLI SHOUCE

策划编辑	苗 萱	封面设计	陈 青
助理策划	张 楠	版式设计	苏永生
责任编辑	张 楠	责任监制	李瑞卿
责任校对	吕笑娟		

出版发行	郑州大学出版社	地 址	郑州市大学路 40 号(450052)
出 版 人	孙保营	网 址	http://www.zzup.cn
经 销	全国新华书店	发行电话	0371-66966070
印 刷	廊坊市印艺阁数字科技有限公司		
开 本	787 mm×1 092 mm 1 / 16		
印 张	13.5	字 数	314 千字
版 次	2023 年 2 月第 1 版	印 次	2024 年 6 月第 2 次印刷
书 号	ISBN 978-7-5645-9272-1	定 价	88.00 元

本书如有印装质量问题,请与本社联系调换。

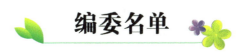

编委名单

序

随着社会的发展和医学技术的进步,胸外科学领域从20世纪50年代的根治切除、扩大切除和清扫切除,逐渐向微创治疗(MIS)、快速康复(ERAS)和多学科协作(MDT)转变。伴随着肺癌、食管癌等恶性肿瘤发病例数不断增加,微创手术器械、达芬奇机器人、三维立体重建、磁导航和3D打印等新技术的发展与应用,胸外科学在临床中的地位和重要性在快速提升,影响力也日益扩大。新时代护理工作者是我国卫生健康战线的重要力量,在维护群众健康权益和提升群众健康水平中担负着重要责任。随着护理模式的转变和护理内涵的丰富,护理专业的细化对胸外科护士是一大挑战。为帮助临床胸外科护士更好地掌握专科疾病相关知识、围术期护理和健康教育内容,促进健康教育在临床实践中规范地应用,特编写此书。

本书的编写单位是河南省人民医院,其胸外科是国家人力资源社会保障部、国家卫生健康委员会授予的"全国卫生战线先进集体",拥有早期肺癌精准治疗工程研究中心、终末期肺疾病工程研究中心、肺移植快速康复工程研究中心和河南省终末期肺病外科重点实验室,肺移植手术患者存活率在全国名列前茅。

本书编写以科学性、实用性和指导性为原则,通过文献检索、收集证据、临床实践等方法,对胸外科疾病知识和围术期专业照护进行了较为系统的梳理,可操作性强,可为护理工作者提供更多有价值的借鉴,也可最大限度满足患者实际的需要。我相信这正是目前胸外科护士和患者朋友极为需要的书籍,不仅可以帮助护士对围术期患者进行全方位的健康教育指导,还可以使患者了解疾病治疗阶段及康复过程中的相关事项。书中包含大量河南省人民医院胸外科团队拍摄的指导视频和宣教二维码,以图文并茂的形式进行展示,用最通俗易懂的语言讲解了最实用的胸外科手术患者健康教育知识,不仅适用于胸外科临床一线护士,对胸外科的患者朋友也具有指导和参考价值。作为本书的编者之一,我衷心希望这本书的出版在满足胸外科护士学习需求的同时,也能够解决临床实际问题,造福广大患者。

魏立

2022 年 3 月

前　言

　　"创新促进发展,科普惠及民生"。近年来,党中央、国务院相继出台了《"健康中国 2030"规划纲要》《健康中国行动(2019—2030 年)》等文件,明确提出健康科普行动是"健康中国行动"的重要任务之一。健康教育是健康科普行动中的一个重要环节,教育者是护士在健康服务体系中扮演的重要角色之一,对患者住院期间不同阶段的治疗和康复起着关键作用。胸外科是一门医学专科,专门研究胸壁及胸腔内器官,主要指肺部、食管、气管、纵隔病变的诊断及外科治疗,对护士的专业素养和护理服务要求极高,如何深入浅出地为从事胸外科临床工作的护士普及胸外科相关知识,并提高其对患者健康管理的水平,任重而道远。

　　该书是一批具有扎实胸外科理论基础和丰富临床护理经验的中青年护理骨干对胸外科常见疾病、新型手术方式、术前准备、围术期护理和术后康复领域工作经验的总结。在本书的编写过程中,全体编委多次结合我国胸外科的临床实践情况进行讨论,以使本书尽可能地以图文并茂的形式和通俗易懂的语言呈现,方便胸外科领域的护士及患者朋友阅读参考。

　　全书共有胸外科疾病相关知识、手术患者围手术期健康管理、河南省人民医院胸外科介绍 3 个部分,内容涵盖常见疾病、手术患者入院指导、术前管理、特色手术方式、术后管理、术后常见问题解答、出院指导等健康教育的知识内容及胸外科医护团队建设。该书旨在更好地促进胸外科事业的发展,在结构和内容上体现科学性、实用性和先进性,力求为胸外科护士提供系统完善的专业学习教材,为其他专业涉及胸外科疾病的护士在护理工作中提供指导,也为胸外科的患者朋友提供健康教育知识。

撰写过程中，由于时间仓促，加之胸外科手术患者健康管理的手册较少，可参考和借鉴的内容不多，本书难免存在不足之处，欢迎广大读者批评指正。

本书编委会

2022 年 3 月

目 录

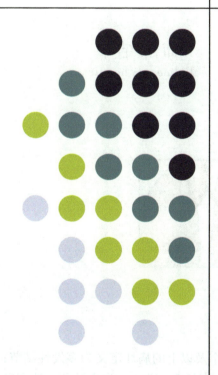

第一章

胸外科疾病相关知识

第一节　胸外科常见疾病

一、肺结节

肺结节(pulmonary nodule,PN)是指影像学表现为直径≤3 cm 的局灶性、类圆形、密度增高的实性或亚实性肺部阴影,可为孤立性或多发性,不伴肺不张、肺门淋巴结肿大和胸腔积液。

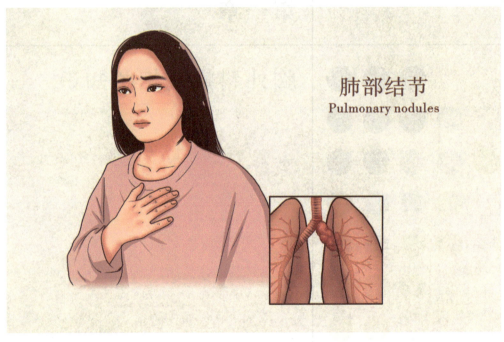

肺部结节
Pulmonary nodules

肺结节

根据病灶数量将单个病灶定义为孤立性结节,2 个及以上的病灶定义为多发性结节;按病灶大小将肺结节直径<5 mm 者定义为微小结节,直径 5~10 mm 为小结节。按密度分为实性结节和亚实性(部分亚实性和纯磨玻璃)肺结节。美国估计每年可检测到160 万个肺结节。国内健康人群体检胸部 CT 肺癌筛查结果表明,肺结节总检出率为31%。而在欧美国家,肺结节的检出率达到41%~51%。

(一)主要病因

1.吸烟或职业因素　如吸入石棉、粉尘、灰尘,这些物质在体内发生免疫炎症反应,形成肉芽肿性结节。

2.感染因素　如结核、肺曲霉菌、隐球菌感染造成的结节。

3. 自身免疫性结节　如类风湿性结节、肉芽肿性结节,以及结节病等疾病造成的结节。

4. 肺部良性肿瘤　如纤维瘤、错构瘤、血管瘤等。

5. 恶性结节　常见于肺的原发肿瘤,如腺癌或原位癌;或其他器官癌变后转移至肺部导致的肺结节。

（二）临床表现

1. 肺结节发病多隐匿,且大多数结节早期比较小,对肺部组织结构和功能影响不大,故无明显表现。出现症状的患者,临床表现取决于导致肺结节的病因。

2. 有时有咳嗽、咳少量痰液、胸痛,偶见有少量咯血;可有乏力、发热、盗汗、食欲减退、体重减轻等。

3. 病变广泛时可出现胸闷、气急,甚至发绀。可因合并感染、肺气肿、支气管扩张、肺源性心脏病等加重病情。如同时累及其他器官,可发生相应的症状。

（三）检查手段

胸部 CT、肿瘤标志物、PET/CT、纤维支气管镜、经胸壁肺穿刺活检术、电磁导航支气管镜、胸腔镜检查。

（四）治疗措施

1. 肺结节的诊疗取决于结节的性质,如确诊为恶性肿瘤所引起的结节,应手术治疗;感染性疾病引起的结节以抗感染治疗为主;对于病因不明的肺结节,如结节直径≤8 mm,可定期随访观察,如结节直径>8 mm,在医生评估风险后选择定期随访或外科手术治疗。

2. 手术治疗

（1）肺组织切除范围:肺叶切除,亚肺叶切除（肺段切除或肺楔形切除）。

（2）淋巴结切除范围:纵隔淋巴结清扫,纵隔淋巴结采样。

（五）并发症

肺炎、肺不张。

（六）评估要点

【术前】

1. 评估患者对肺结节的认知程度及心理承受能力,了解朋友及家属对患者的关心、支持程度,家庭对手术的经济承受能力。

2. 评估患者生命体征及自理能力。

3. 评估患者有无胸痛、咳嗽、咳痰及痰液的性质、颜色和量。

4. 评估患者心、肺功能,有无呼吸困难。

5. 评估各种辅助检查有无异常。

【术后】

1. 评估患者生命体征及神志状况。

2. 评估各引流管。观察引流液颜色、性质、量和胸管水柱波动情况。

3. 评估患者的呼吸状态,观察患者有无胸痛、胸闷症状。

4. 评估患者切口有无渗液、渗血。

5. 评估患者心理状况。

6. 评估患者康复训练和早期活动配合程度。

（七）护理措施

【术前】

1. 劝导患者戒烟至少 2 周以上。

2. 教育患者注重个人卫生，并加强口腔卫生，早晚刷牙，饭后漱口。有活动性义齿者，术前晚取出，做好清洁。

3. 指导患者腹式呼吸和深呼吸。腹式呼吸：用鼻深吸气使腹部鼓起后屏气 1～2 s，用嘴慢呼气；深呼吸：一手放胸部，吸气时感觉胸部扩张，用鼻吸气后屏气，然后用嘴缓慢呼气。

4. 遵医嘱给予雾化吸入 2～3 次/d，可提高肺功能，降低术后肺部并发症发生率。

5. 术前一日晚餐宜进食清淡饮食。如果没有胃肠动力问题，术前禁食 6 h、禁饮 4 h。

6. 介绍术前术后配合事项，安抚患者焦虑情绪，解除恐惧心理。

7. 术前晚应注意休息，睡眠不好者，可遵医嘱服用药物助眠；高血压患者手术当日晨起用 10～20 mL 温水服下降压药；糖尿病患者停用降糖药物。

8. 手术区域做标记，准备影像学检查资料、病历和术中用药。

9. 患者接手术室后，备好心电监护、吸氧装置等物品。

【术后】

1. 接手术时向麻醉医师详细了解患者术中情况。

2. 根据手术方式采取合适卧位。麻醉未清醒者取去枕平卧位，头偏向一侧；麻醉清醒且血压平稳给予有效半卧位。

3. 遵医嘱应用多功能心电监护，持续氧气吸入，严密观察患者生命体征、血氧饱和度及病情变化。

4. 术后 4 h 神志清醒后，可口服 100 mL 温开水；6～8 h 可进流质饮食 250 mL，逐步过渡至普通饮食，少油、新鲜、易消化即可，少食辛辣刺激饮食。

5. 保持呼吸道通畅，检查呼吸音及肺复张情况。指导患者行腹式呼吸和深呼吸，非睡眠时间，每 2 h 1 次，每次 3～5 min，同时配合肢体功能锻炼，以患者不感到疲劳为宜。呼吸道分泌物黏稠者给予雾化吸入，每日 2～3 次。排痰障碍者，可经鼻腔、气管内吸痰或纤维支气管镜下吸痰。

6. 保持各管路通畅。准确记录胸腔引流液颜色、性质、量，若无漏气及严重的皮下气肿，肺复张良好，引流量≤300 mL/d 即可拔除胸管；术后第 1 天评估患者无尿潴留风险即可拔除尿管。

7. 检查切口敷料是否干燥、清洁，如有渗血、渗液，及时通知医师。

8. 术后行双下肢气压治疗（下肢静脉曲张、血栓者除外），预防下肢静脉血栓；评估患者心、肺功能指标，执行术后早期活动计划。

9. 应用疼痛评估量表全面、动态评估疼痛等级，遵医嘱按时使用镇痛药，教会患者及家属正确使用自控镇痛泵；按时评估镇痛的效果及药物不良反应，做好疼痛指导。

10. 做好护患沟通和心理护理,解除患者及家属的思想顾虑。

【健康指导】

1. 保持良好的营养状况,注意充分休息与适量活动。术后 2~3 周可逐渐恢复正常生活,避免重体力劳动,避免外伤。

2. 养成良好的习惯,不吸烟、不酗酒,注意个人卫生。避免居住或工作于布满灰尘、烟雾及化学刺激物品的环境。

3. 重视呼吸道保养,避免受凉感冒,积极治疗上呼吸道感染。

4. 术后半年内,每天坚持患侧上肢的上举、外展及旋转锻炼;并行深呼吸、腹式呼吸训练。

5. 关注切口情况,保持切口敷料清洁干燥,切口完全愈合前勿沐浴;如切口有较多的渗液,周围明显发红肿胀,疼痛加重,请及时就医。

6. 保持乐观开朗的情绪,坚持定期复查。

二、肺癌

原发性支气管肺癌简称肺癌(lung cancer),是我国及世界范围内发病率和死亡率较高的恶性肿瘤之一,是威胁人民群众生命健康最常见的恶性肿瘤之一。肺癌的发病年龄大多在 40 岁以上,男性居多,但女性的发病率近年明显增加。

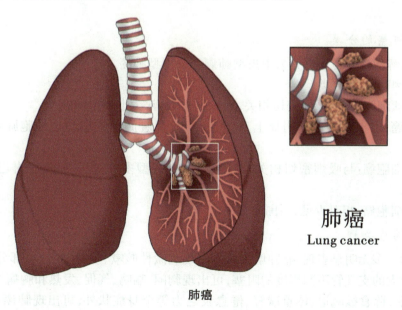

肺癌
Lung cancer

肺癌

(一) 主要病因

1. 吸烟是肺癌主要的一个致病因素,二手烟暴露也是肺癌的危险因素。

2. 某些化学物质、放射性物质:长期接触石棉、铬、镍、锡、砷、铜、放射性物质、空气污染是肺癌的风险因素。

3.人体内在因素如免疫状态、代谢活动、肺部慢性感染遗传易感性和基因突变等,也可能对肺癌的发生产生影响。

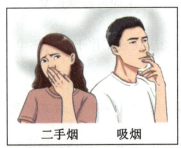
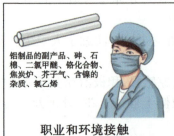

二手烟　吸烟　职业和环境接触　电离辐射

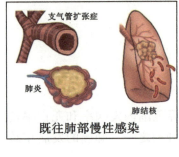
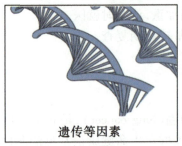
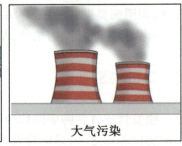

既往肺部慢性感染　遗传等因素　大气污染

肺癌病因

(二)肺癌的分类

1.按照解剖学分类　可分为中央型肺癌和周围型肺癌。

2.按组织学分型分类

(1)鳞状细胞癌:与吸烟密切相关,男性占多数,常为中央型肺癌。

(2)腺癌:近年来发病率明显上升,发病年龄普遍低于鳞癌和小细胞肺癌,多为周围型。

(3)小细胞癌:与吸烟密切相关,老年男性、中央型多见,很早可出现淋巴和血行转移,预后差。

(4)大细胞癌:相对少见,周围型多见。

(三)临床表现

1.早期　多无明显表现,癌肿增大后会出现刺激性咳嗽、咳痰中带血,部分患者由于肿瘤造成较大的支气管不同程度的阻塞,可出现胸闷、喘鸣、气促、发热和胸痛等症状。

2.晚期　除食欲减退、体重减轻、倦怠及乏力等全身症状外,可出现肺癌压迫、侵犯邻近器官、组织和发生远处转移时的征象。

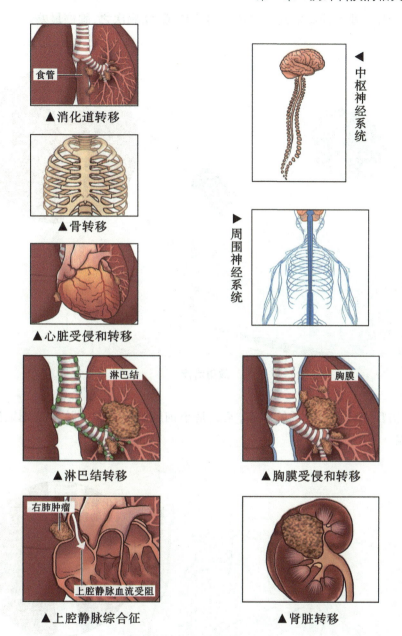

肺癌外侵和转移症状

（四）检查手段

胸部 X 射线、胸部 CT、纤维支气管镜、经皮肺穿刺活检。

（五）主要治疗

1. 手术治疗　彻底清除肺部原发癌肿病灶和局部及纵隔淋巴结，尽可能保留健康的肺组织。非小细胞肺癌以手术治疗为主。

2. 放射治疗　小细胞肺癌对放射治疗最为敏感,鳞癌次之,腺癌最差。

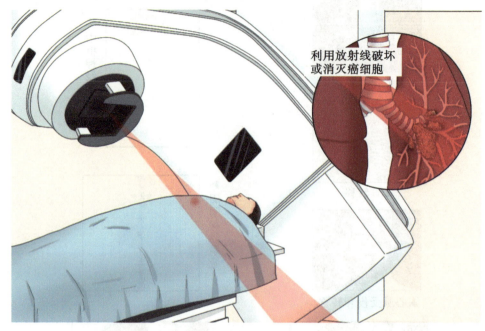

利用放射线破坏
或消灭癌细胞

放射治疗

3. 化学治疗　分化程度低的肺癌,尤其是小细胞肺癌对化学治疗特别敏感,鳞癌次之,腺癌最差。

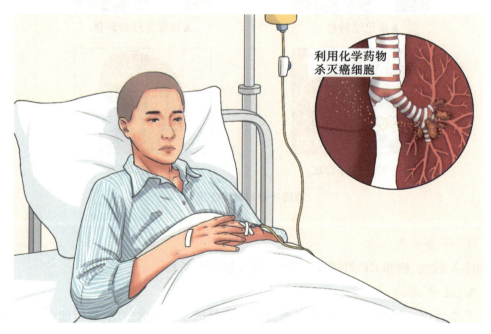

利用化学药物
杀灭癌细胞

化学治疗

4.中医治疗　改善患者症状,提高机体抵抗力,延长生存期。

5.免疫治疗　特异性免疫治疗和非特异性免疫治疗。

6.靶向治疗　在细胞分子水平上,针对已经明确的致癌位点(该位点可以是肿瘤细胞内的蛋白分子,或基因片段)设计相应的治疗药物,特异地选择致癌位点发生作用,抑制肿瘤生长或使肿瘤细胞死亡,而不会波及周围的正常组织的治疗方法。

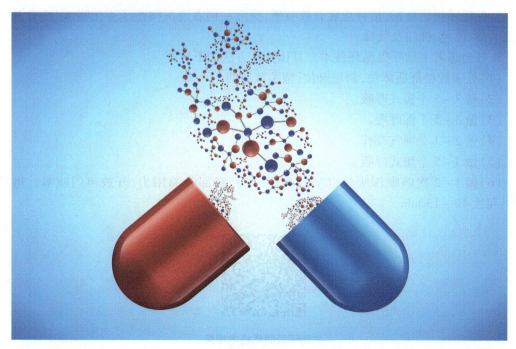

靶向治疗

（六）并发症

肺不张、血胸、脓胸、气管胸膜瘘、心律失常、心力衰竭。

（七）评估要点

【术前】

1.评估患者心理状况。

2.评估患者家族史、吸烟史和被动吸烟史,吸烟的时间和数量等。

3.评估患者的症状与体征,如咳嗽、咳痰、咯血、有无呼吸困难等。

4.评估患者心、肺功能。

【术后】

1.了解患者手术、麻醉方式,术中出血、补液、输血情况和术后诊断。

2.评估患者生命体征及神志状况。

3.评估呼吸道及肺部呼吸音变化,观察有无肺不张、肺炎等。

4.评估各引流管。观察引流液颜色、性质、量和胸管水柱波动情况。

5.全肺切除患者评估气管位置,观察有无急性肺水肿的症状及体征,如呼吸困难、心率增快、咳粉红色泡沫样痰、听诊肺部湿啰音。

6. 评估患者术后康复训练和早期活动配合程度。

（八）护理措施

【术前】

1. 劝导患者戒烟至少 2 周以上。

2. 保持呼吸道通畅,指导患者有效咳嗽,痰液黏稠者遵医嘱给予雾化吸入,注意观察痰液的量、颜色、性质及气味。

3. 教会患者主动呼吸循环技术。具体操作方法如下。

(1)处于放松舒适体位,斜坡卧位,膝关节屈曲。

(2)做 3 ~ 5 个腹式呼吸。

(3)做 3 ~ 5 个深呼吸。

(4)做 2 ~ 3 个呵气动作。

(5)做 3 ~ 5 个腹式呼吸。

(6)做 1 ~ 2 次咳嗽深吸气,屏气,关闭声门,腹部收缩用力,开放声门咳嗽。每日 3 次,每次 10 ~ 15 min。

主动呼吸循环技术视频

4. 注意保持口腔卫生。

5. 指导患者正确认识和接受疾病,协助完成各项术前检查,介绍手术成功的实例,增强患者的信心。

【术后】

1. 接手术时向麻醉医师详细了解患者术中情况。

2. 遵医嘱给予心电监护,根据病情可延长监护时间。严密观察呼吸,防止因麻醉副作用引起呼吸抑制,若有异常,立即通知医师。

3. 根据手术方式采取合适卧位。麻醉未清醒者取去枕平卧位,头偏向一侧,麻醉清醒且血压平稳给予有效半卧位。全肺切除者给予半卧位或 1/4 侧卧位,防止纵隔移位和压迫健侧肺而导致呼吸循环功能障碍。

4. 给予鼻导管吸氧 2 ~ 4 L/min,根据血气分析结果调整氧气浓度。

5. 保持呼吸道通畅,观察呼吸音及肺膨胀情况。呼吸道分泌物黏稠者给予雾化吸入;排痰障碍者可经鼻腔、气管内吸痰或纤维支气管镜下吸痰。

6. 保持各管路通畅。遵医嘱准确记录引流液颜色、性质、量。观察胸腔出血情况,术后 24 h 内,胸腔引流液多为血性;若引流血性液 20 mL/kg 或每小时平均引流量超过

3 mL/kg 需及时处理;患者出现烦躁不安、心率增快、血压下降、面色苍白、出冷汗时应考虑有活动性出血。全肺切除者,胸管呈钳闭状态,保证术后患侧胸膜腔内有一定的胸液,维持双侧胸腔内压力平衡,防止纵隔过度摆动。观察气管位置,气管应居中或稍偏向患侧,根据气管位置,调整引流管开放的时间及次数。

7. 全肺切除术后患者,遵医嘱记录 24 h 出入水量,严格控制输液量及速度,24 h 输液量控制在 2 000 mL 内,速度宜慢,以 20~30 滴/min 为宜。

8. 术后 4 h 神志清醒后,可口服 100 mL 温开水;6~8 h 可进流质饮食 250 mL,逐步过渡至普通饮食,宜进食高蛋白、高维生素、高热量、易消化的饮食。

9. 观察切口有无红肿,保持切口干燥、清洁,定期换药,如有大量渗血、渗液,及时通知医师。切口术后约 1 周拆线,引流管口拔管后 7~10 天拆线,老年患者及糖尿病患者需适当延迟拆线。

10. 指导患者术后早期下床活动。高龄(>70 岁)、冠心病、高血压患者不宜早期下床活动,以免出现心肺并发症,可指导患者在床上行踝泵运动、桥式运动等。全肺切除者术后需延长卧床时间,一般 3~7 d,鼓励取直立位,以恢复正常姿势,防止脊椎侧弯畸形。

11. 做好护患沟通和心理护理,解除患者及家属的思想顾虑。

【健康指导】

1. 保持良好的营养状况,注意充分休息与适量活动。出院后半年内不得从事重体力活动。

2. 针对肺癌的病因进行对症宣教,使患者明白病因和临床表现,改变患者不良嗜好和习惯,减少疾病的诱发因素。养成良好的习惯,不吸烟、不酗酒,注意口腔卫生。避免居住或工作于布满灰尘、烟雾及化学刺激物品的环境。避免受凉感冒,积极治疗上呼吸道感染。

3. 指导患者出院后,进行主动循环呼吸技术锻炼和肢体功能锻炼。如抬肩、抬臂、手达对侧肩部、举手过头或拉床带活动,以预防术侧肩关节僵直。

4. 加强室外锻炼,增强呼吸道对冷空气的耐受力,预防肺部疾病的发生。

5. 定期复查,必要时遵医嘱进行化疗、放疗等综合治疗。

三、肺移植

肺移植(lung transplantation)是把患有严重疾病的肺切除,将健康肺移植于患者胸腔内,主要治疗慢性终末期肺疾病。肺移植主要适应证包括:慢性阻塞性肺疾病(chronic obstructive pulmonary disease,COPD)、α1 抗胰蛋白酶缺乏/肺气肿、间质性肺疾病(interstitial lung disease,ILD)、囊性纤维化(cystic fibrosis,CF)/支气管扩张、肺动脉高压(pulmonary hypertension,PH)等。

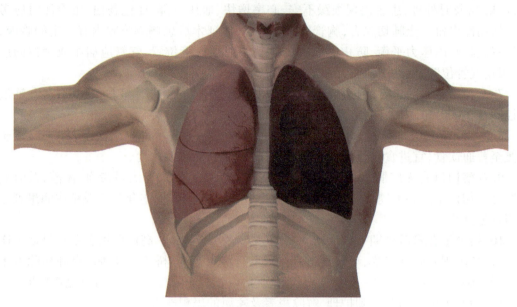

肺移植

（一）评估要点

【术前】

1. 评估患者的一般情况,如身高、体重、年龄、既往史与过敏史等。

2. 评估患者的全身情况,如营养状况、身体功能、体重指数、胸围、实验室检查、各脏器功能、有无伴发感染性疾病等。

3. 评估患者的心理及经济状况,了解患者能否接受手术并很好配合治疗,能否坚持免疫抑制治疗,有无足够的经济条件支持移植术及术后的长期治疗等。

【术后】

1. 评估患者全身情况　如意识、生命体征、出入量、心功能分级、营养状况、检验检查指标、水肿情况、全身皮肤状况、肌力分级、身体功能及活动、自理能力等。

2. 评估患者潜在风险　如跌倒、压力性损伤、血栓风险等。

3. 评估患者身体情况　如呼吸频率节律,咳嗽咳痰能力,肺功能及镇静、疼痛等。

4. 评估患者用药情况　监测免疫抑制剂服药依从性及药物浓度。

5. 其他　评估患者的心理、精神、经济及社会支持情况。

（二）护理措施

【术前】

1. 专科培训　护理人员需经专科培训。

2. 病室准备

(1)环境:由术前、ICU、术后3个部分组成。

(2)物品:中心吸引、吸氧、具有足够的照明条件和空气消毒设施等。

(3)消毒与隔离:病室做好消毒隔离,采取保护性隔离,定时开窗通风,限制探视人员。

3.术前准备

(1)心理护理:患者长期患病,体质虚弱、痛苦较大,对移植既抱希望又有恐惧心理。应鼓励患者,增加其对移植手术的信心,从而取得配合。

(2)术前检查:完善术前常规检查和移植相关的免疫生化检查,如:巨细胞病毒,甲、乙、丙型肝炎病毒及 HIV 抗体等。

(3)检查全身有无隐匿型病灶:因术后大剂量应用免疫抑制剂,易诱发各种感染,故对感染高危患者应行血、尿、咽拭子细菌培养,艾滋病、梅毒检测。

(4)加强营养:供给足够的热量,增强抵抗力,促进术后恢复。

(5)术前功能锻炼:入院后根据病情进行肺功能锻炼,如练习深呼吸、呼吸训练器、扩胸运动、六分钟步行锻炼、爬楼梯等。

(6)术前一日准备:皮试、配血、备皮、练习床上排便、按手术时间通知禁食水时间。

(7)应用免疫抑制剂:术前 1~3 d 遵医嘱预防性应用抗生素及免疫抑制剂。

(8)术晨留置胃管、尿管。

【术后】

1.病房环境消毒　患者术后入单间病房监护,严格空气消毒,落实病房消毒隔离措施。病室每日空气消毒 2 次,病室地面、墙面、物品表面用 1 000 mg/L 有效氯擦拭 2~4 次。保持室内空气清新,温湿度适宜。多重耐药菌感染者按多重耐药菌的管理办法执行。

2.出入病房及操作管理　工作人员进入病室戴帽子和口罩,各项操作前后严格手卫生、无菌技术操作,尽量减少出入病室的次数,避免感冒或其他感染者进入隔离室工作;患者外出检查时戴帽子、口罩并注意保暖。

3.卧位与休息　患者术后早期以卧位休息为主,指导床上活动,1~2 h 翻身 1 次,应用气垫床、翻身枕,必要时骨隆突处给予硅酮敷料保护局部皮肤,保持床单清洁、干燥、平整,预防压力性损伤。根据病情逐渐下床活动,以利于疾病的恢复,减少并发症的发生。

4.术后监测

(1)体温与意识的监测:遵医嘱给予心电监护,每日监测体温,以便及早发现感染及排斥反应等现象。

(2)呼吸系统:每 2 h 翻身、拍背 1 次,机械深度排痰 2 次/d,遵医嘱雾化吸入 2~3 次/d,鼓励患者练习深呼吸和呼吸训练器,督促患者咳嗽咳痰,以保持呼吸道通畅,预防肺部感染和肺不张。

(3)出入量的监测:维持水电解质、酸碱平衡,术后早期易发生再灌注肺水肿,严格控制液体平衡,记录 24 h 出入量,使用输液泵精确控制补液速度。

(4)切口和移植器官的监测:移植术后由于大剂量免疫抑制剂的应用,易发生切口感染,术后需注意切口的渗液、渗血情况以及颜色、性质和量等,及时更换切口敷料,保持敷料清洁、干燥。注意移植器官有无胀痛及压痛等,发现异常及时处理。

(5)生化指标的监测:准确抽取血标本,及时了解药物浓度、肝肾功能。监测的项目包括血尿常规、药物浓度、肝肾功能、电解质等,如有特殊情况遵医嘱监测。

5. 导管护理　每日评估各导管留置的必要性,及早拔除,减少患者痛苦,同时预防感染的发生。导管留置期间严格无菌操作,保持管道通畅,维持管道功能,严密观察并记录。

6. 饮食护理　术后待肠功能恢复即排气后方可进食,开始一般先进食清淡的流食,逐渐改为半流食,待肠功能完全正常后可进食普食,一般以优质蛋白、低糖类、高维生素、低脂肪为主。由于术后应用大量激素,患者的食量会较术前增加,故易产生饥饿感,但消化功能又较差,注意勿暴饮暴食。若每日尿量正常可不必限制钠盐的摄入,但应禁食滋补品,因其可能有免疫增强的作用。

7. 口腔卫生　根据医嘱选择漱口液漱口,每日 3～4 次;如有胃肠减压则行口腔护理每日 2～4 次,开始进食后每日早、晚刷牙 1 次,坚持饭后漱口。

8. 用药管理　指导或协助患者按时、按量准确服药,避免不规范用药。

9. 康复管理　全面评估患者,制定科学性、适用性和规范性的肺康复运动训练方案。

10. 心理护理　应根据不同时期、不同个体给予个性化心理护理及指导。

【健康指导】

1. 消毒隔离

(1)手是造成交叉感染的主要途径之一,与患者接触前要严格进行手消毒。

(2)居室定期紫外线消毒,衣物、被褥需在阳光下暴晒 4～6 h,增强自我保护意识,防止感冒,预防感染。

(3)每日定时通风换气,保持室内空气新鲜。控制室内温度在 24～26 ℃,相对湿度在 60%～70%。

(4)指导患者出院后加强注意个人卫生,外出时需戴好口罩,尽量避免去人多的公共场所,预防呼吸道感染。

2. 饮食指导　饮食遵循 5 个基本原则:限制钠的摄入、控制脂肪和胆固醇、减少甜点和糖果、保持理想体重、限制饮酒。

由于服用免疫抑制剂可引起高脂血症、糖尿病、高血压等,因此饮食上宜进低盐、低脂、低糖、低胆固醇饮食,忌食提高机体免疫力食物,如人参、蜂王浆、木耳等,3 个月内勿进食豆制品食物,可多食新鲜水果、蔬菜等。葡萄柚可影响药物浓度不可食用。

3. 按时定量准确服药　肺移植患者需要终身服用免疫抑制剂,在患者出院前护士会给予详细的用药指导,患者每天必须严格遵医嘱服药,不能随便改药、增减药量及停药,以免诱发排斥反应或导致药物中毒。定期监测血药浓度极其重要,患者如有胸闷、气急不适症状或血氧饱和度下降应及时就医,遵医嘱调整药量。必须通过正当渠道买药,以保证药品质量。

4. 心理护理　保持心情舒畅,主动向亲属倾诉,积极寻求帮助。

5. 随访指导　出院后需要永久随访,定期了解患者的饮食、活动、锻炼情况并给予指导性意见。术后 3 个月内每周复查 1 次,1 年内每 3 个月复查 1 次,2 年内每半年复查 1 次,2 年以上者每年或每半年复查 1 次。

四、自发性气胸

自发性气胸（spontaneous pneumothorax）是在无外伤或人为因素影响下，脏层胸膜破裂，肺及气管内气体进入胸膜腔，导致胸腔积气而引起的病理生理状态。

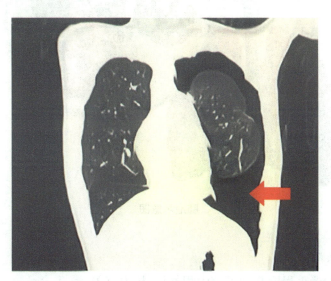

自发性气胸

（一）病因机制与分类

根据病因分类，可分为原发性和继发性。原发性自发性气胸常见于胸廓扁平、身材瘦长的年轻男性；继发性自发性气胸常继发于肺大疱、慢性阻塞性肺疾病（chronic obstructive pulmonary disease，COPD）、肺结核、肺囊性纤维化等。此外，张力性气胸作为一种特殊类型的自发性气胸，需要紧急诊断和处理，因脏层胸膜缺损所导致的单向活瓣作用，吸气时气体不断进入胸膜腔，呼气时胸膜腔内气体无法呼出，造成胸膜腔持续性压力升高和循环、呼吸功能障碍，常常需要紧急排气或置管引流。

原发性自发性气胸好发于年轻男性，在肺弹性纤维先天发育不良、支气管慢性炎症、化学物质刺激、家族遗传等情况下，肺泡高度膨胀时靠近肺表面的肺大疱、细小气肿泡自发破裂，形成自发性气胸；与吸烟、吸食大麻、低体重指数（BMI）、空气污染等有关；剧烈运动、剧烈咳嗽、搬重物、上臂高举、用力排便等均是其诱发因素。继发性自发性气胸好发于中老年人，在 COPD、肺结核、原发或转移性肺肿瘤、肺囊性纤维化、肺部感染等多种疾病的基础上形成肺大疱，自发破裂后形成自发性气胸。

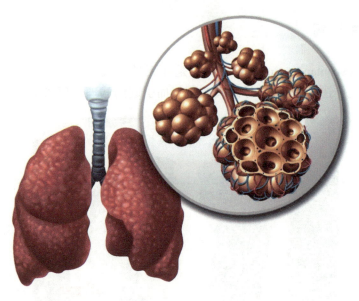

肺泡示意图

（二）临床表现

自发性气胸的严重程度与胸膜腔内积气量、压力有关。

1. 小量气胸　肺压缩<30%，患者无明显呼吸和循环功能紊乱的症状。

2. 中量气胸　肺压缩30%～50%，患者可有胸闷、胸痛、活动后气紧症状，但年轻人多仅有胸闷症状。

3. 大量气胸　肺压缩>50%，叩诊呈鼓音，呼吸音减弱、消失，患者出现明显呼吸困难、烦躁症状，严重时出现发绀甚至休克。

（三）检查手段

胸部 X 射线、胸部 CT。

（四）主要治疗

自发性气胸治疗目的包括：排出胸膜腔存在的气体，改善患者的症状和心肺功能；预防治疗后的复发。

1. 小量气胸者　无须特殊处理，积极治疗原发病，积气一般在 1～2 周内可自行吸收，但应密切观察患者病情变化，若继发感染时，应用抗生素。

2. 中量或大量气胸者　可经胸穿、胸腔闭式引流等非手术疗法治愈；但反复多次发生的自发性气胸，应采取手术治疗，目前以胸腔镜手术为主。

（五）评估要点

【术前】

1. 评估患者病情、自理能力、吸烟史等。

2. 评估患者生命体征是否平稳，有无呼吸困难。

3. 评估患者有无咳嗽、咳痰及痰液的颜色、性质、量。

4. 评估患者营养状况,增强机体抵抗力。

5. 评估患者心理状况,对疾病是否了解,对预后的认知。

【术后】

1. 观察患者呼吸频率、节律,评估有无气促、呼吸困难等缺氧表现。

2. 评估患者肺膨胀情况,术后呼吸道是否通畅,肺呼吸音变化,有无肺不张、肺炎。

3. 观察胸腔引流液的颜色、性质、量及水柱波动情况,评估有无漏气及活动性出血。

4. 评估患者有无肺部感染症状。

(六)护理措施

【术前】

1. 了解患者基本病情,评估患者心理状况,给予相应的心理指导。

2. 戒烟,避免烟尘和有害气体吸入。

3. 向患者介绍各项检查流程、注意事项及必要性。

4. 对呼吸困难患者遵医嘱给予氧气吸入,指导患者有效咳痰,痰液黏稠者可遵医嘱给予雾化吸入。

5. 尽量避免剧烈咳嗽,必要时遵医嘱给予止咳剂。避免剧烈活动,保持大便通畅,避免用力屏气,必要时采取相应的通便措施。

6. 行手术、麻醉知识及手术配合知识宣教。

7. 饮食宜清淡,多食高蛋白及蔬菜、水果等高纤维素食物。

8. 遵医嘱完善术前准备,教会患者术前呼吸功能锻炼,如腹式呼吸、缩唇呼吸等。

【术后】

1. 麻醉未清醒者取去枕平卧位,头偏向一侧,麻醉清醒且血压平稳者给予有效半卧位,直至胸管拔除。

2. 麻醉清醒 4 h 后可试饮水,6 h 后可试进流质饮食,并逐步过渡至高蛋白、高维生素、高热量饮食。多食鸡蛋、鱼肉、奶等优质蛋白食物;多食蔬菜、水果等高纤维素食物,促进大便通畅。

3. 应用多功能心电监护,观察患者生命体征及血氧饱和度的变化,持续低流量鼻导管吸氧,改善缺氧症状,老年、肺功能差患者应适当延长吸氧时间,停氧时需判定血氧饱和度情况。

4. 妥善固定管道,观察胸管有无漏气。始终保持胸腔引流管直立,避免管道扭曲、打折、脱落,告知患者及家属不可自行倾倒胸腔引流液。

5. 协助患者坐起、叩背、排痰,遵医嘱给予雾化吸入、体位引流;痰液黏稠、不易咳出者,可行经鼻腔吸痰或纤维支气管镜下吸痰;促使肺膨胀,预防肺不张。

6. 协助患者行术侧肢体功能锻炼及呼吸功能锻炼,尽早下床活动。活动以不出现心慌、胸闷,血氧饱和度在正常范围为宜。

7. 指导患者使用疼痛评估量表正确评估疼痛,根据疼痛的程度给予相应的护理措施。

8. 观察切口有无红肿,保持切口清洁干燥,定期换药。

【健康指导】

1. 指导患者戒烟、戒酒,加强营养。少食多餐,多进高蛋白、高热量、高维生素、易消化饮食。保持大便通畅,多食高纤维素,必要时给予缓泻药。

2. 适当增加活动量,如散步、慢走、太极拳等,切忌剧烈运动,运动量应根据患者自身情况决定,以不引起疲劳为宜。

3. 指导患者持续呼吸功能锻炼及肢体康复训练,如深呼吸、腹式呼吸、缩唇呼吸、患侧上肢外展、旋转锻炼等。

4. 注意室内空气调节,避免到人员流动性较大的场所,预防上呼吸道感染。

5. 一旦再次出现突发性胸痛,随即感到胸闷、气急时,要及时就诊。

五、肺隔离症

肺隔离症是临床上相对多见的先天性肺发育畸形,占肺部疾病的 0.15% ~ 6.4%,占肺切除的 1.1% ~ 1.8%。是胚胎时期一部分肺组织与主体肺分离单独发育,并接受体循环供血,从而形成囊性肿块,不具有肺的功能。

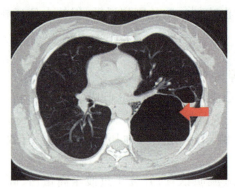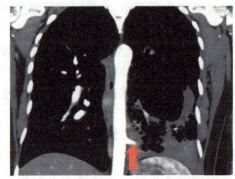

肺隔离症

(一)主要病因与分类

1. Pryce 牵引说　在胚胎期,原肠及肺芽周围有许多内脏毛细血管与背主动脉相连,当肺组织发生脱离时,这些相连的血管即逐渐衰退吸收。由于某种原因发生血管残存,成为主动脉的异常分支动脉,牵引一部分肺组织而形成隔离肺。该部肺组织与正常支气管和肺动脉隔离开,由异常动脉供应血液。在胚胎肺组织与原肠发生脱离时受到牵引,则成叶内型肺隔离症;在脱离之后受到牵引,则形成叶外型肺隔离症。

2. 血管发育不全说　肺动脉分支发育不全,与体循环之间残留有交通支,出生后由于体循环的压力高,形成肺内囊肿性改变。

(二)临床表现及体征

本病约有 40% 的患者在 10 岁以前反复出现肺部感染,特别是叶内型与支气管相通者,有反复呼吸道感染,发热、咳嗽、胸痛、咳脓痰甚至咯血,严重者出现全身中毒症状。

叶外型肺隔离症及与支气管不通的叶内型肺隔离症一般无明显症状。局部叩诊浊音、呼吸音减低,偶可闻及啰音,少数患者有杵状指(趾)。

(三)检查手段

纤维支气管镜、胸部 X 射线、胸部 CT、MRI、血管造影、超声。

(四)主要治疗

1. 手术治疗 常见的手术方式是胸腔镜技术应用于肺隔离症治疗。
2. 介入治疗 介入栓塞治疗适用于一些特定病例。

(五)并发症

窒息、咯血、肺部感染、气管畸形。

(六)评估要点

【术前】

1. 评估患者心理状况和对疾病的了解程度。
2. 评估患者吸烟史,术前 2~4 周戒烟。
3. 评估患者有无咳嗽及呼吸困难。
4. 观察患者有无脓性痰液及咯血,观察痰液的颜色、性质及量。
5. 观察患者有无发热、胸痛、肺部感染和全身中毒症状。

【术后】

1. 评估患者有无感染症状,观察患者有无发热、气促、呼吸困难,尤其注意呼吸频率、节律、呼吸音的变化。
2. 评估患者痰液的颜色、性质、量,有无咯血,呼吸道是否通畅,观察肺膨胀情况。
3. 评估各引流管。观察胸腔引流液的颜色、性质、量及胸管水柱波动情况。

(七)护理措施

【术前】

1. 呼吸道的准备 戒烟,预防感冒,指导患者有效咳嗽、咳痰,对于痰液黏稠者遵医嘱给予雾化吸入、机械深度排痰,必要时给予纤维支气管镜吸痰。对有发热及感染症状的患者遵医嘱给予抗生素治疗。
2. 咯血的护理 肺隔离症的异常血管较脆,在合并感染和咳嗽时易破裂发生咯血,咯血时置患者于患侧卧位,鼓励患者轻轻咳出,避免憋气和情绪紧张,以免诱发和加重出血,观察并记录咯血量,备好止血药物、吸痰器等抢救物品,使用垂体后叶素时注意用药速度不可过快,避免药液外渗,并观察药物的疗效和副作用。
3. 心理护理 向患者及家属行疾病相关知识宣教,解除其焦虑、紧张情绪,取得配合。

【术后】

1. 麻醉未清醒者取去枕平卧位,头偏向一侧,麻醉清醒且血压平稳者给予有效半卧位,利于呼吸和引流,促进肺膨胀,减轻疼痛。
2. 遵医嘱应用多功能心电监护,持续吸氧,观察患者生命体征、血氧饱和度及病情变化。

3.呼吸道管理。保持呼吸道通畅,指导患者行呼吸功能锻炼,鼓励咳嗽、咳痰,对于痰液黏稠者遵医嘱给予雾化吸入、机械深度排痰,必要时给予纤维支气管镜吸痰。

4.保持胸管通畅,胸瓶直立、密闭,观察并记录胸液的颜色、性质、量及水柱波动情况。

5.术后第1日可遵医嘱进易消化的流质或半流质饮食,逐步过渡到普食,摄入量根据胃肠耐受量逐渐增加。多食蔬菜、水果等纤维性食物,促进大便通畅。

6.根据病情,鼓励患者早期下床活动,加强肢体功能锻炼,以不发生心慌、胸闷为宜。

7.保持切口干燥,如发生渗血、渗液,及时通知医师。

【健康指导】

1.反复出现肺部感染者,如发热、咳嗽、胸痛、咯脓血性痰等,及时就医。

2.增加机体抵抗力,预防感冒。

3.宜进食高蛋白、高维生素、高热量饮食,如牛奶、豆浆、鱼汤、肉汤等。

4.定期复查,不适随诊。

六、肺囊肿

肺囊肿(congenital pulmonary cyst)是指发生在肺内的支气管囊肿,是由胚胎发育障碍引起的先天性疾病,可分为支气管源性囊肿和肺实质囊肿。好发于幼年或青年。可单发或多发,一般囊壁菲薄,与支气管相通可形成液气囊肿或含气囊肿,囊肿破裂可形成气胸。本病为良性病变但常常诱发感染、囊壁溃疡穿孔、出血、气胸、囊肿气管炎等并发症。

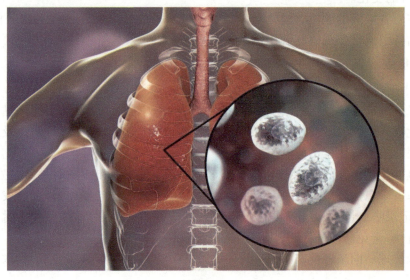

肺囊肿

(一)主要病因

肺囊肿是胚胎发育障碍引起的先天性疾病,目前了解尚不十分详细。

（二）临床表现

无明显特异性，可出现反复的肺部感染，有咳嗽、咳痰、发热、呼吸急促、发绀等症状，也可无症状。

1. 婴幼儿期　临床上常出现胸内张力性高压症状，表现为呼吸急促、发绀或呼吸窘迫等。体检可见气管移向对侧，患侧叩诊鼓音，呼吸音降低或消失。胸片显示患侧肺囊性病变致肺不张、纵隔和气管移位，并可呈现纵隔疝和同侧肺不张，病情危急可因呼吸衰竭死亡。

2. 儿童期　支气管源性囊肿较多见。临床表现为反复肺部感染。患者常因发热、咳嗽、胸痛就诊。症状类似支气管肺炎。

3. 成人期　多见于后天继发性肺大疱和支气管源性囊肿。临床表现均因继发感染出现症状，如发热、咳嗽、脓痰、咯血、胸闷、哮喘样发作、劳累性气促和反复出现气胸等。

（三）检查手段

胸部 X 射线、肺功能、胸部 CT。

（四）主要治疗

手术是最主要和安全的治疗方式。手术方式取决于病变的部位及与周围组织的关系，原则是尽量保留正常肺组织并且彻底切除病灶。

（五）并发症

胸腔感染、出血、张力性气胸、血胸、胸膜炎等。

（六）评估要点

【术前】

1. 评估患者心理状况、对疾病的了解程度和对预后的认知。

2. 评估患者有无胸痛、咳嗽、呼吸困难、发绀、纵隔及气管移位。

3. 评估患者咳嗽、咳痰能力，有无继发感染，如高热、咳嗽、咳脓痰，甚至咯血等症状。

【术后】

1. 评估患者有无肺不张、气促、呼吸困难等表现，观察呼吸频率、节律。

2. 评估各引流管。观察引流液的颜色、性质和量，水柱波动、有无漏气等情况。

（七）护理措施

【术前】

1. 监测患者生命体征，尤其注意有无发热、气促、呼吸困难等，胸闷、呼吸困难者遵医嘱给予氧气吸入。

2. 观察呼吸频率、节律及呼吸音的变化。指导患者行呼吸功能锻炼。

3. 观察患者痰液的颜色、性质和量。

4. 饮食宜清淡，进食高热量、高蛋白、高维生素食物，多食蔬菜、水果等高纤维素食物。必要时遵医嘱静脉输注氨基酸、维生素等营养药物。

5. 增强机体抵抗力，预防感冒。

【术后】

1. 麻醉未清醒者取去枕平卧位,头偏向一侧,麻醉清醒且血压平稳者给予有效半卧位,直至胸管拔除。

2. 遵医嘱应用多功能心电监护,监测患者生命体征和血氧饱和度的变化,持续吸氧,改善缺氧症状,老年、肺功能差的患者可适当延长吸氧时间。

3. 麻醉清醒4 h后可试饮水,6 h后可进流质饮食,逐步过渡至高蛋白、高维生素、高热量易消化饮食;多食蔬菜、水果等纤维性食物,促进大便通畅。

4. 管道护理。保持胸管直立,避免管道扭曲、脱落、打折。遵医嘱记录引流液颜色、性质和量。

5. 呼吸道管理。指导患者行呼吸功能锻炼,协助有效咳嗽、咳痰,痰液黏稠不易咳出者,遵医嘱给予雾化吸入、机械深度排痰、体位引流等,必要时可经鼻腔吸痰或纤维支气管镜吸痰。

6. 指导患者正确使用疼痛评估量表,根据疼痛程度给予相应的护理措施。

7. 卧床期间指导患者行桥式运动、踝泵运动等,根据病情协助患者早期下床活动,活动以不出现心慌、胸闷为宜。

8. 观察切口有无红肿,保持切口清洁干燥。

9. 了解患者心理需求,给予解释、安抚,解除思想顾虑。

【健康指导】

1. 保持良好的营养状况,注意充分休息与适量活动。

2. 指导患者戒烟,避免到人员聚集处。避免居住或工作于布满灰尘、烟雾及化学刺激物品的环境。

3. 定期复查,如有不适及时就诊。

七、肺脓肿

肺脓肿作为临床常见的呼吸系统疾病,主要由病原体的侵入而导致肺部感染,由于肺实质炎性病变坏死、破坏、液化从而形成的脓肿,影像学常表现为空洞性损害,可见于各年龄组患者,儿童较成人少见。形成脓肿在6周以内为急性肺脓肿,6周以上为慢性肺脓肿。

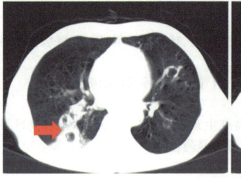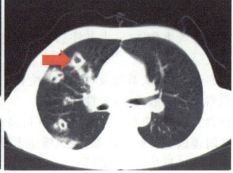

肺脓肿

（一）主要病因

1. **肺部感染** 约50%的急性脓胸继发于肺部炎性病变,致病菌以肺炎球菌、链球菌为主。肺脓肿可直接侵及胸膜或破溃产生急性脓胸。

2. **邻近组织化脓性病灶** 纵隔脓肿、膈下脓肿或肝脓肿,致病菌经淋巴组织或直接穿破侵入胸膜腔,可形成单侧或双侧脓胸。

3. **胸部手术** 术后脓胸多与支气管胸膜瘘或食管吻合口瘘合并发生。

4. **胸部创伤** 胸部穿透伤后,由于弹片、衣服碎屑等异物可将致病菌带入胸膜腔,加之常有血胸,易形成化脓性感染。

（二）临床表现

有高热、畏寒、咳嗽、咳少量黄痰或白痰、胸痛、周围血象白细胞增高等呼吸道重症感染的症状。

1. **急性肺脓肿** 常有高热、胸痛、呼吸困难、咳嗽、全身乏力、食欲减退。气管偏向健侧,听诊患侧呼吸音减弱或消失,叩诊呈浊音。

2. **慢性肺脓肿** 可出现消瘦、贫血及低蛋白血症等。有支气管胸膜瘘者,咳大量脓痰且与体位有关,查体可见患侧胸廓下陷,肋间隙变窄,听诊呼吸音减弱或消失,叩诊呈实音,可出现脊柱侧弯和杵状指（趾）。

（三）检查手段

1. **实验室检查** 血常规、痰涂片革兰氏染色镜检、细菌培养。

2. **胸部 X 射线或 CT** 正侧位 X 射线胸片是肺脓肿诊断的重要基础,同时也可采用CT 扫描。

3. **纤维支气管镜** 为诊断性检查。

（四）主要治疗

肺脓肿是严重的肺部感染,以保守治疗为主,首选全身抗生素治疗,治疗周期长、花费高,部分患者难以治愈,常需辅以脓液引流。还可行外科手术治疗,包括各种引流手段,提高肺脓肿的疗效。

（五）评估要点

【术前】

1. 评估患者生命体征,观察体温变化。

2. 评估患者肺功能及有无咳嗽、咳痰,痰液的颜色、性质及量。

3. 评估患者的营养状况。

【术后】

1. 评估患者生命体征,观察体温变化。

2. 评估患者咳嗽、咳痰及痰液的颜色、性质和量。

3. 评估患者有无胸闷、气喘、呼吸困难等症状。

4. 评估各引流管,观察术后胸腔出血情况。

（六）护理措施

【术前】

1. 监测患者生命体征,观察体温变化。对高热患者的护理措施如下。

（1）物理降温:冰袋外敷、温水或医用酒精擦浴等。降温过程中注意观察患者生命体征,加强皮肤护理,避免受压部位发生压力性损伤,预防因体温下降过快导致的并发症。

（2）降温毯降温:降温毯可根据患者病情进行毯面温度的调节,控制降温的速度,控制体温在 36～37 ℃。

（3）药物降温:遵医嘱使用退热剂。用药后防止大汗引起虚脱,及时补充水分、更换衣物,防止受凉。

2. 饮食宜清淡,多食高蛋白、高热量、高维生素食物,多食蔬菜、水果等高纤维素食物。

3. 指导患者有效咳嗽、咳痰及呼吸功能训练,观察痰液的颜色、性质和量。

4. 了解患者基本病情,评估患者心理状况,给予相应的心理指导。

【术后】

1. 根据手术方式采取合适卧位。麻醉未清醒者取去枕平卧位,头偏向一侧,麻醉清醒且血压平稳者给予有效半卧位。

2. 遵医嘱应用心电监护和吸氧,根据病情可延长监护和吸氧时间。

3. 观察患者体温变化,尤其注意发热患者的血常规、C 反应蛋白、电解质等生化指标,严格遵医嘱使用抗生素,治疗胸腔感染。

4. 呼吸道管理。指导患者进行有效咳嗽、经常活动及变换体位,以利于痰液排出,观察痰液颜色、性质、气味和量,痰液黏稠不易咳出者,遵医嘱给予雾化吸入、机械深度排痰、体位引流等,必要时经口鼻吸痰或纤维支气管镜吸痰。

5. 妥善固定管道,观察胸管有无漏气。保持胸腔引流管直立,避免管道扭曲、打折、脱落,告知患者及家属不可自行倾倒胸腔引流液。

6. 给予高蛋白、高热量、高维生素饮食,必要时遵医嘱给予少量多次输血或肠内、肠外营养支持,以纠正贫血和低蛋白血症。

【健康指导】

1. 注意保暖,避免受凉,积极治疗原发性病,控制感染。

2. 宜进食高蛋白、高热量、高维生素食物。

3. 指导患者持续行呼吸功能锻炼,适量运动,增强体质。

八、支气管扩张并咯血

支气管扩张是一支或多支近端支气管以及中等大小支气管管壁组织破坏导致的不可逆性扩张,支气管管壁的肌肉和弹性成分破坏,导致其管腔形成异常的、不可逆性扩张、变形引起的呼吸道疾病,是呼吸系统常见的化脓性炎症。

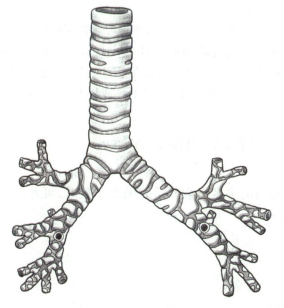

气管和
支气管树
Trachea and
Bronchial tree

前面观　Anterior view

支气管和支气管树（前面观）

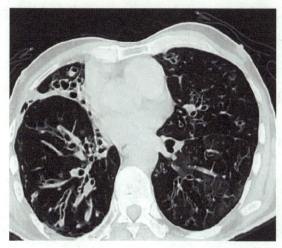
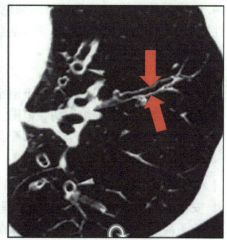

支气管扩张影像

（一）病因及发病机制

1. 支气管-肺组织感染和阻塞。

2. 支气管先天性发育缺损和遗传因素。

3. 机体免疫功能失调。

4. 青壮年发病主要继发于感染，如幼儿时期的百日咳、支气管肺炎等。

5. 轻度的咯血通常为气道黏膜的损伤引起，严重甚至致命的咯血则由于增生的支气管动脉或肺动脉—支气管动脉的异常交通受累导致。

（二）临床表现

主要为慢性咳嗽、咳痰、咯血、反复呼吸道感染。痰量较多，呈黄绿色脓性黏液，甚至有恶臭。体位改变，尤其是清晨起床时可诱发剧烈咳嗽伴咳大量痰，可能是扩张支气管内积存的脓液引流入近端气道，引起刺激所致。咯血可反复发生，痰中带血或大量咯血，咯血量与病情严重程度不一致。病程久者可有贫血、营养不良或杵状指（趾）等。

（三）检查手段

肺功能、胸部X射线、胸部CT、支气管造影、纤维支气管镜。

（四）治疗措施

积极治疗原发病。反复咯血、感染的患者经内科治疗效果不佳时，可外科手术切除病变组织，并消除肺部感染、出血病灶。

（五）评估要点

【术前】

1. 评估患者心理状况，对病情是否了解。
2. 评估患者肺功能及血氧饱和度。
3. 评估患者有无胸闷、气喘。
4. 评估患者咳嗽、咳痰及痰液的颜色、性质及量，观察有无咯血。出现咯血时评估颜色、性质及量，观察患者的意识并预防窒息、休克等并发症。
5. 评估患者营养状况。

【术后】

1. 评估患者有无胸闷、气喘、呼吸困难等症状。
2. 评估患者术中病变组织切除范围。
3. 评估患者康复训练和早期活动配合程度。

（六）护理措施

【术前】

1. 安抚患者焦虑情绪，解除恐惧心理。
2. 给予高蛋白、高热量、高维生素、易消化饮食，必要时遵医嘱给予少量多次输血或肠内、肠外营养支持，以纠正贫血和低蛋白血症。
3. 咯血的护理。评估患者咯血的颜色、性质及量，备齐抢救物品。24 h内咯血大于500 mL（或1次咯血量在300 mL以上）为大量咯血，100～500 mL为中等量咯血，小于100 mL为小量咯血。出现咯血时指导患者绝对卧床休息，不宜体位引流，避免情绪激动，遵医嘱使用止血药物，必要时输血。观察患者的意识并预防窒息、休克等并发症。
4. 预防和控制感染，保持良好的卫生习惯，如发现患者有口腔疾病，及时报告医生。如合并有肺内感染、慢性支气管炎或肺气肿，及时采集痰液及咽部分泌物做细菌培养，遵医嘱应用抗生素及雾化吸入以控制感染。

【术后】

1. 根据手术方式采取合适卧位，麻醉未清醒者取去枕平卧位，头偏向一侧，麻醉清醒且血压平稳者给予有效半卧位。

2.遵医嘱应用心电监护和吸氧,根据病情可延长监护和吸氧时间。

3.呼吸道管理。指导患者进行有效咳嗽、经常活动及变换体位,以利于痰液排出,观察痰液颜色、性质、气味和量,痰液黏稠不易咳出者,遵医嘱给予雾化吸入、机械深度排痰等,必要时经口、鼻吸痰或纤维支气管镜吸痰。

4.管道护理。遵医嘱记录引流液的颜色、性质及量。观察水柱波动及有无漏气等情况。

5.卧床期间指导患者行桥式运动、踝泵运动等,根据病情协助患者早期下床活动,活动量以不出现心慌、胸闷为宜。

6.应用疼痛评估量表全面、动态评估疼痛,遵医嘱使用镇痛药,教会患者及家属正确使用自控镇痛泵;按时评估镇痛的效果及药物不良反应,做好疼痛指导。

7.严格遵医嘱使用抗生素,预防胸腔感染。

8.观察切口有无红肿,保持切口清洁干燥,定期换药。

【健康指导】

1.指导患者坚持行呼吸功能锻炼,增强体质,防止呼吸道感染,避免到人员聚集的地方,加强体能和防寒能力的锻炼。

2.支气管扩张者自身免疫功能下降是易发生感染的重要因素之一,可遵医嘱皮下注射胸腺肽,减少支气管扩张症患者的急性加重频率。

3.宜进食高蛋白、高热量、高维生素食物。

九、肺结核

肺结核是由结核分枝杆菌引起的肺部感染性疾病,是我国法定乙类传染病之一。

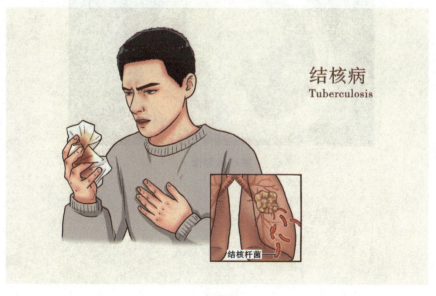

肺结核

（一）病因及发病机制

1.原发性　当人体抵抗力降低时,经呼吸道或消化道侵入人体的结核菌,常在肺部或肠壁形成原发病灶。

2.血行播散　当机体抵抗力降低时,大量结核菌一次或短时间内多次侵入血液循环而引起,由于机体变态反应增高,可致血管通透性增强。

3.继发型　指原发感染过程中,肺内遗留下的潜在性病灶重新复燃或结核分枝杆菌再次感染引起。

肺结核的基本病理改变包括渗出性改变、增生性病变和干酪样坏死。肺内结核病灶可发展形成3种肺部病变:①病灶干酪样坏死,形成空洞;②支气管结核引起张力空洞,支气管狭窄,扩张或肉芽肿;③肺毁损,导致呼吸功能改变,造成限制性阻塞性通气功能障碍、弥散功能障碍或肺内静脉分流以及引起肺源性心脏病。

（二）临床表现

乏力、午后低热、盗汗、咳嗽、咳痰、咯血、胸痛、呼吸困难、体重减轻、月经不调、结核超敏综合征。

（三）检查手段

1.胸部 X 射线和 CT　为诊断肺结核的必备手段。

2.痰结核菌　抗酸染色检出阳性有诊断意义。

3.结核菌素试验　用于诊断和鉴别诊断,为接种卡药提供依据,为测定免疫效果提供依据。

4.其他　分子生物学检查、磁共振、免疫学检查、活体组织检查。

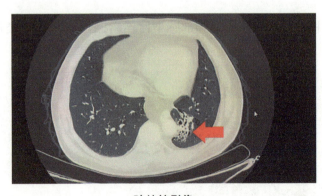

肺结核影像

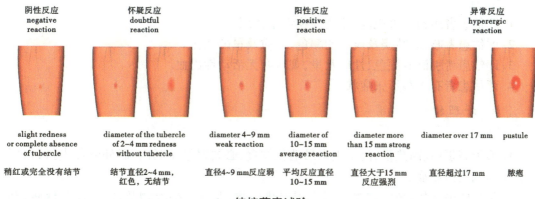

阴性反应 negative reaction	怀疑反应 doubtful reaction		阳性反应 positive reaction			异常反应 hyperergic reaction	
slight redness or complete absence of tubercle	diameter of the tubercle of 2~4 mm redness without tubercle		diameter 4~9 mm weak reaction	diameter of 10~15 mm average reaction	diameter more than 15 mm strong reaction	diameter over 17 mm	pustule
稍红或完全没有结节	结节直径2~4 mm， 红色，无结节		直径4~9 mm反应弱	平均反应直径 10~15 mm	直径大于15 mm 反应强烈	直径超过17 mm	脓疱

结核菌素试验

（四）主要治疗

目前常用的肺结核外科治疗方法有：肺段、肺叶或全肺切除术。手术能直接切除抗结核药物不能治愈的病肺组织，消灭传染源。

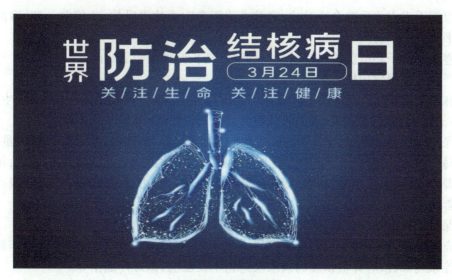

世界防治结核病日

（五）评估要点

【术前】

1. 评估患者病情是否处于活动期、排菌期。
2. 评估患者用药是否规范，是否了解药物毒副作用。
3. 评估患者体温变化。
4. 评估患者有无咳嗽、咳痰及痰液的颜色、性质及量。
5. 评估患者心理状况及对病情是否了解。
6. 评估患者的营养状况。

【术后】

1. 评估患者用药是否规范,监测药物毒副作用。

2. 评估患者咳嗽、咳痰及痰液的颜色、性质及量的变化。

3. 评估患者引流液颜色、性质及量,观察有无活动性出血。

4. 评估患者有无肺不张症状。

（六）护理措施

【术前】

1. 给予高蛋白、高热量、高维生素易消化饮食,必要时给予肠内、肠外营养支持,以纠正贫血和低蛋白血症。

2. 监测体温变化,必要时遵医嘱应用退热药物,及时更换衣物及被褥,注意保暖,补充水分。

3. 严格遵医嘱按时按量用药,提倡早期、联合、适量、规律、全程应用抗结核药物。

4. 注意个人防护,佩戴口罩,非必要不摘除口罩。

5. 安抚患者焦虑情绪,解除恐惧心理。

【术后】

1. 根据手术方式采取合适卧位,麻醉未清醒者取去枕平卧位,头偏向一侧,麻醉清醒且血压平稳者给予有效半卧位。

2. 遵医嘱给予心电监护、吸氧,根据病情可延长监护及吸氧时间。

3. 严格遵医嘱使用抗结核药物。

4. 麻醉清醒4 h后可试饮水,6 h后可进流质饮食,逐步过渡至高蛋白、高维生素、高热量、易消化饮食;多食蔬菜、水果等纤维性食物,促进大便通畅。

5. 保持呼吸道通畅,听诊呼吸音,观察肺膨胀情况。多饮水,增加液体摄入量,使痰液稀释易于咳出。遵医嘱给予雾化吸入,痰液较多者,协助患者排痰或体位引流,加强呼吸功能锻炼,鼓励患者咳嗽、咳痰,促使肺膨胀。对咳痰无力者,可经鼻腔、口腔吸痰或纤维支气管镜下吸痰。

6. 保持胸管通畅,有效引流胸腔内积液,密切观察胸腔出血情况。

7. 应用疼痛评估量表全面、动态评估疼痛,遵医嘱使用镇痛药,教会患者及家属正确使用自控镇痛泵;按时评估镇痛的效果及药物不良反应,做好疼痛指导。

8. 观察切口有无红肿,保持切口清洁干燥,老年及糖尿病患者可延期拆线。

9. 并发症的观察及护理

（1）肺部或胸腔继发性感染:遵守无菌操作和呼吸道隔离的原则;保持患者的清洁卫生和室内空气流通;遵医嘱使用抗结核、抗感染药物;患者出院后彻底消毒灭菌。

（2）支气管胸膜瘘:支气管残端或胸膜腔有结核感染、残端处理不当导致的愈合不良、炎性水肿或残端裂开。注意观察患者有无发热,刺激性咳嗽且健侧卧位时加剧、咳血性痰,胸腔闭式引流管持续性大量漏气,应立即告知医师处理。

【健康指导】

1. 控制传染源、切断传播途径。指导患者全程佩戴口罩,开窗通风,居住环境定期消毒。

2.保护易感人群。接种卡介苗,注意锻炼身体,提高抵抗力。

3.每月定期查肝、肾功能。

4.抗结核药物治疗指导

(1)早期:一旦发现和确诊后立即给药治疗。

(2)联合:根据病情及抗结核药的作用特点,联合两种以上抗结核药物,可杀死病灶中不同生长速度的菌群,还可减少或防止耐药菌株的产生,以增强与确保治疗效果。

(3)适量:根据不同病情及个体差异,调整给药剂量。

(4)规律:必须严格按照治疗方案规定的用药方法,坚持规律治疗,不可随意更改方案或无故随意停药,也不可随意间断用药。

(5)全程:指患者必须按照方案所定的疗程用药。

十、食管癌

食管癌(esophageal cancer,EC)是起源于食管黏膜上皮的恶性肿瘤,病理类型包括鳞癌、腺癌等,是消化道常见恶性肿瘤之一。

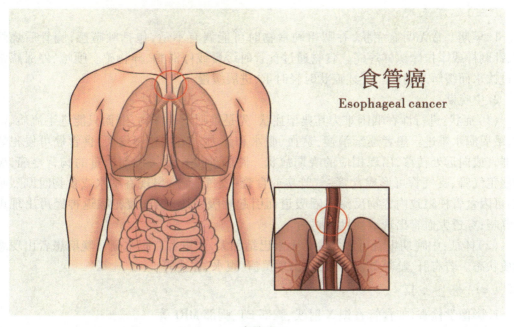

食管癌

(一)主要病因

病因至今尚未明确。可能与下列因素有关。

1.亚硝胺及真菌　亚硝胺是公认的化学致癌物,在高发区的粮食和饮水中,其含量较高,且与当地食管癌和食管上皮重度增生的患病率成正相关。各种霉变食物能产生致癌物质,一些真菌能将硝酸盐还原为亚硝酸盐,促进二级胺的形成,使二级胺比发霉前增高50~100倍。少数真菌还能合成亚硝胺。

2. 营养不良及微量元素缺乏　饮食缺乏动物蛋白、新鲜蔬菜和水果,摄入的维生素 A、维生素 B_1、维生素 B_2 以及维生素 C 的缺乏,是食管癌的危险因素。食物、饮水和土壤内的微量元素,如钼、铜、锰、铁、锌含量较低,亦与食管癌的发生相关。

3. 饮食习惯　吸烟、长期饮烈性酒者食管癌发生率明显升高。进食粗糙食物,进食过热、过快等因素易致食管上皮损伤,增加对致癌物的敏感性。

4. 遗传因素和基因　食管癌的发病常呈家族聚集现象,河南×县食管癌有阳性家族史者占60%。在食管癌高发家族中,染色体数目及结构异常者显著增多。

5. 其他因素　食管慢性炎症、黏膜损伤及慢性刺激亦与食管癌发病有关,如食管腐蚀伤、食管慢性炎症、贲门失弛缓症及胃食管长期反流引起的 Barrett 食管(食管末端黏膜上皮柱状细胞化)等均有癌变的危险。

(二)组织学分类

世界范围内食管癌主要的病理类型为鳞癌和腺癌,鳞癌多位于食管中、上段,腺癌则多位于食管下段。我国是食管癌的高危区,食管癌的发病率和死亡率占总恶性肿瘤的第6位和第4位,每年新发病例约32万例,死亡病例约30万例,占全球该类癌症的55.3%。

(三)临床表现

1. 早期　常无明显症状,吞咽粗硬食物时可能偶有不适,包括哽噎感,胸骨后烧灼样、针刺样或牵拉摩擦样疼痛。食物通过食管时缓慢或停滞感、异物感。哽噎、停滞感常通过饮水而缓解或消失。上述症状时轻时重,进展缓慢。

2. 中晚期

(1)症状:进行性吞咽困难为其典型症状,先是难咽干硬食物,继而只能进半流质、流质,最后滴水难进。患者逐渐消瘦、贫血、脱水和无力。随着肿瘤发展,食管癌可侵犯邻近器官或向远处转移,出现相应的晚期症状。肿瘤外侵导致持续而严重的胸背疼痛,癌肿侵犯气管、支气管可形成食管-气管瘘或食管-支气管瘘,出现吞咽水或食物时剧烈呛咳,可因食管梗阻致内容物反流入呼吸道而引起呼吸系统感染;侵犯喉返神经可出现声音嘶哑;穿透大血管出现致死性大呕血。

(2)体征:中晚期患者可触及锁骨上淋巴结肿大,严重者有腹水征。晚期患者出现恶病质状态。若有肝、脑等脏器转移,可出现黄疸、腹水、昏迷等。

(四)检查手段

1. 影像学检查,如食管吞钡 X 射线、胸部 CT、胸部 MRI 等。

2. 内镜及超声内镜检查。

(五)主要治疗

以手术治疗为主,辅以放疗、化疗等多学科综合治疗。

1. 手术治疗是治疗食管癌首选方法,适用于全身情况和心肺功能储备良好、无明显远处转移征象者。

2. 放疗和手术综合治疗可增加手术切除率,也能提高远期生存率。

3. 单纯放疗适用于食管颈段、胸上段癌或晚期食管癌。化疗可作为术后辅助治疗。

（六）并发症

吻合口瘘、出血、食管气管瘘、乳糜胸、肺炎、肺不张、脓胸等。

（七）评估要点

【术前】

1. 评估患者对疾病的认知程度及心理状况。

2. 评估患者进食有无哽噎、吞咽困难及放射性疼痛；进食后有无呕吐、反流等情况。

3. 评估患者营养状况。观察患者有无摄入不足、营养失调、水电解质失衡及贫血现象。

4. 评估患者心、肺功能情况。

【术后】

1. 监测生命体征及血氧饱和度，评估呼吸形态、频率和节律，听诊双肺呼吸音。

2. 评估吻合口情况，观察有无吻合口瘘的表现，如胸痛、胸闷、呼吸困难、胸腔积液、高热、寒战、休克等。

3. 评估各引流管。观察引流液的颜色、性质、量及气味，并准确记录。

4. 结肠代食管者，应评估患者有无全身中毒症状。若呕吐大量咖啡样液伴全身中毒症状或从胃管内吸出大量血性液，应考虑代食管的结肠祥坏死。

5. 评估患者营养状况。观察患者有无营养失调、水电解质失衡、低蛋白血症及贫血现象。肠内营养者观察有无腹痛、腹胀、腹泻等症状。

（八）护理措施

【术前】

1. 根据病情选择饮食，能口服者，进食高热量、高蛋白、高维生素、清淡无刺激的流质或半流质食物；营养较差者，遵医嘱给予静脉高营养或肠内营养；结肠代食管者，术前3天进无渣流质饮食，术前1天禁食。

2. 指导患者戒烟、有效咳嗽、咳痰及呼吸功能锻炼。

3. 注意口腔卫生，指导患者餐后刷牙、漱口，减少口腔细菌，防止肺部感染，利于吻合口愈合；不能刷牙者，每日给予口腔护理2次。

4. 拟行结肠代食管手术患者，术前遵医嘱行肠道准备，可口服肠道抗菌药或灌肠。

5. 安抚患者焦虑情绪，解除恐惧心理。

【术后】

1. 接手术时向麻醉医师详细了解患者术中情况。

2. 根据手术方式采取合适卧位。麻醉未清醒者取去枕平卧位，头偏向一侧，麻醉清醒且血压平稳者给予有效半卧位。

3. 观察患者生命体征、血氧饱和度及病情变化，遵医嘱应用多功能心电监护，持续吸氧，老年、肺功能差的患者应适当延长吸氧时间。

4. 保持各引流管通畅，遵医嘱记录各引流管的颜色、性质和量。

5. 听诊呼吸音，保持呼吸道通畅。每2 h协助患者坐起叩背排痰，指导患者行呼吸功能锻炼，非睡眠时间，每2 h 1次，每次3～5 min，同时配合肢体功能锻炼，以不感到疲劳为宜。遵医嘱给予机械深度排痰、雾化吸入,对排痰障碍者,可经纤维支气管镜吸痰。

6. 指导患者早期下床活动,促进胃肠道功能的恢复。

7. 应用疼痛评估量表全面、动态评估疼痛等级,遵医嘱使用镇痛药,教会患者及家属正确使用自控式镇痛泵;按时评估镇痛效果及药物不良反应,做好疼痛指导。

8. 每日行口腔护理或使用漱口液漱口,减少口腔细菌,防止肺部感染,利于吻合口愈合。

9. 行双下肢气压治疗(下肢静脉曲张、血栓者除外),预防下肢静脉血栓。

10. 保持切口干燥、清洁,如切口渗血、渗液或伴有恶臭味,及时通知医师。

11. 禁食期间,给予静脉高营养治疗及肠内营养治疗,供给机体营养。

(1)遵医嘱术后 24 ~ 48 h 开始营养支持,血流动力学稳定后即开始肠内营养,推荐使用营养泵喂养。

(2)注入营养液前确定管道位置,将 5% 葡萄糖氯化钠溶液 250 ~ 500 mL 以 20 ~ 40 mL/h 的速度滴入营养管,密切观察患者有无腹痛、腹胀、恶心、干呕和腹泻等不适,若存在上述症状,应立即减慢滴注速度或停止滴注,若无不适,可遵医嘱滴注肠内营养液。

(3)肠内营养患者首日喂养速度宜选择 20 ~ 50 mL/h,在耐受的情况下,次日起每隔 8 ~ 12 h 可增加速度 10 ~ 20 mL/h,逐渐加至 80 ~ 100 mL/h,每日 12 ~ 24 h 内输注完毕。营养不良或代谢不稳定者可适当减慢速度。

12. 术后饮食护理

(1)遵医嘱禁食禁饮 5 ~ 7 d。

(2)经口禁食期间给予静脉高营养和肠内营养治疗。

(3)进食前先试饮少量水,若无不适,遵医嘱给予全清流质饮食,逐渐过渡到流食、半流质、普食。进食时少食多餐、细嚼慢咽,进食量不宜过多,进食不宜过快。

(4)避免进食生、冷、硬食物(包括质硬的药片、花生、豆类及带骨刺的鱼肉类等),预防吻合口瘘。

13. 做好心理护理,解除患者及家属的思想顾虑。

食管癌术后的饮食指导

【健康指导】

1. 进食时宜少量多餐,由稀到稠,逐渐增加饮食量,并注意进食后的反应,若出现进食后异常或不适(如恶心、呕吐、呕血、黑便或出现胸痛、咳嗽、气促、乏力、进行性消瘦等)应及时就诊。避免进食刺激性食物与碳酸饮料,避免进食过快、过量及硬食物。

2. 坚持终身半卧位,睡眠时将床头抬高,避免反流。

3. 保证充分睡眠、劳逸结合,逐渐增加活动量。

4. 加强自我观察。若术后 3 ~ 4 周再次出现吞咽困难,可能为吻合口狭窄,应及时就诊。

5. 定期复查,坚持后续治疗。

十一、食管穿孔/破裂

食管穿孔/破裂是一种非常严重的食管创伤,创伤或食管自身病变导致食管被穿破,进食后会使唾液、液体和食物溢出到胸腔或腹部,从而引起食管周围组织严重感染。主要是由食管异物、医源性或腐蚀性损伤、不恰当的吞咽动作等引起。男性多见,发病年龄多在 50 ~ 70 岁。

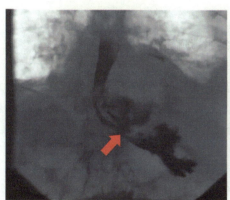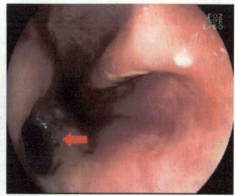

食管穿孔/破裂

(一)病因机制与分类

食管穿孔一般分为特发性食管穿孔、损伤性穿孔两种,诱发因素分别如下。

1. 特发性食管穿孔　分娩、便秘、过量饮酒、应用催吐剂、颅脑外伤等诱发机体剧烈呕吐和不恰当的吞咽动作均可导致食管内压升高,进而诱发食管壁全层破裂穿孔。

2. 损伤性穿孔　诱发因素多与腐蚀性损伤、食管异物、医源性损伤等有关,如食管镜检查、探取异物、扩张狭窄食管或食管内进入尖锐异物(带钢丝钩的义齿、鸡骨、针、钉等)。

(二)临床表现

1. 全身脓毒性感染。

2. 颈部、胸部及腹部有剧烈疼痛,呈强迫体位,并伴有不同程度吞咽困难。

3. 颈部皮下气肿和纵隔气肿,严重者可延伸至颜面与腹股沟。

4. 纵隔炎、脓肿、脓胸以及大血管破裂等严重并发症。

(三)检查手段

胸部 X 射线、食管造影、胸部 CT、胃镜、诊断性胸腔穿刺等。

（四）主要治疗

食管穿孔在临床中发病率虽不高，但属于临床急重症，病情发展迅速，而且死亡率较高。急诊处理原则是闭合瘘口、控制感染，并做好营养支持。治疗方案根据患者食管穿孔时间、穿孔部位、穿孔原因以及纵隔和胸腔感染等因素进行选择，从而实施有效、合理、科学、高效的治疗，进而提高预后。12～24 h 明确诊断者，手术治疗为剖胸探查、胸腔引流及食管破裂修补术；24 h 后确诊的患者，可先行开胸清创、控制感染，待营养状况改善后，择期行食管重建术。

（五）并发症

呼吸衰竭、感染性休克、修补后再瘘、食管气管瘘、脓胸。

（六）评估要点

【术前】

1. 评估患者病史，尽可能明确病因。

2. 评估患者有无高热、呼吸浅快、血压低、发绀、烦躁等症状。

3. 评估患者呼吸情况，有无呼吸困难及缺氧症状。

4. 评估患者胸痛的部位、性质和程度及颈部有无皮下气肿。

5. 评估营养状况，患者是否存在摄入不足、营养失调、水电解质失衡及贫血现象。

6. 评估患者对疾病的认知程度及心理状态。

【术后】

1. 评估患者生命体征，有无呼吸困难及缺氧症状。

2. 评估患者有无活动性出血，观察各引流管的引流情况。

3. 评估患者切口渗出情况，如切口大量渗液并伴有恶臭，考虑切口感染。

4. 评估患者营养状况、心理状态及疼痛情况。

（七）护理措施

【术前】

1. 观察患者病情变化，遵医嘱给予心电监护、吸氧。

2. 禁食禁饮，遵医嘱留置胃管，给予胃肠减压，观察胃液的颜色、性质、量和气味。

3. 控制感染，遵医嘱准确及时应用抗生素。

4. 营养支持，建立静脉通路，遵医嘱给予静脉营养输注，必要时输血，改善机体营养状况。

5. 基础护理，给予口腔护理或漱口液漱口，清除口腔异味，控制感染，同时促进患者的舒适，预防压力性损伤并预防血栓。

6. 做好心理护理，消除患者对手术的恐惧心理。

【术后】

1. 麻醉清醒且血压平稳后取有效半卧位，以利于呼吸和引流，促进肺膨胀。

2. 遵医嘱给予心电监护、吸氧，严密观察患者神志、生命体征及血氧饱和度情况。

3. 保持呼吸道通畅，听诊患者呼吸音，指导患者行呼吸功能锻炼，协助患者叩背排痰，非睡眠时间，每 2 h 1 次，每次 3～5 min，同时配合肢体功能锻炼，以患者不感到疲劳为宜。对排痰障碍者,遵医嘱给予机械深度排痰、雾化吸入,必要时经鼻腔、口腔吸痰或纤维支气管镜吸痰。

4.严格禁食水,保持胃管通畅,妥善固定,加强巡视,持续胃肠减压,观察胃液的颜色、性质、量和气味。

5.胸管护理,妥善固定胸管,避免管道脱落、打折,保持胸瓶直立,胸腔引流液不可自行倾倒,观察引流液的颜色、性质、量,水柱波动及有无漏气等情况。

6.术后遵医嘱禁食水,置有空肠造瘘管或十二指肠营养管的患者给予肠内营养治疗;也可以静脉输注肠外营养制剂,同时补充白蛋白纠正低蛋白血症,促进切口愈合。拔除胃管进食时先从温凉流质开始,一般以牛奶为最佳,因牛奶属于高蛋白食物,进入消化道后可形成一层保护膜,有利于创面修复,遵医嘱给予全清流质饮食,逐渐过渡到流食、半流质、普食。进食时应注意少食多餐、细嚼慢咽,进食量不宜过多,速度不宜过快。

7.观察切口渗出情况,如切口大量渗液并有恶臭,考虑切口感染。

8.每日口腔护理或使用漱口液漱口,减少口腔细菌,防止肺部感染。定时翻身,预防压力性损伤。指导患者早期下床活动,预防下肢静脉血栓。

【健康指导】

1.避免疲劳,生活有规律,保持情绪稳定,心情舒畅。

2.进食宜少量多餐、细嚼慢咽,不易过快、过饱,注意力集中,防止误食异物。多食高蛋白、高热量、高维生素、易消化饮食,忌食辛辣刺激、坚硬食物。

3.若出现吞咽困难或进食后胸部剧痛、发热、胸闷、呼吸困难等症状应及时就医。

十二、食管裂孔疝

食管裂孔疝(hiatus hernia)是腹腔内脏器官经过膈肌的食管裂孔而进入到胸腔所形成的疾病。最常见的脏器部分是胃、小肠、结肠和网膜。

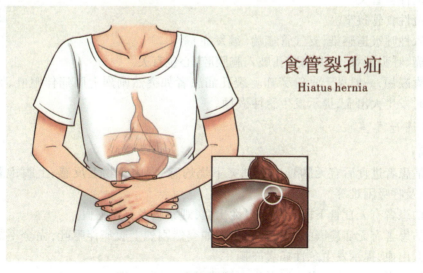

食管裂孔疝

（一）主要病因

1. 先天因素　食管发育不全。

2. 后天因素　①肥胖、慢性腹腔压力增高。②食管裂孔部位结构如肌肉有萎缩或肌肉张力减弱。③手术后裂孔疝，创伤性裂孔疝。

（二）临床分型

根据解剖学特点，食管裂孔疝共分为 4 型：Ⅰ 型为滑动型食管裂孔疝；Ⅱ 型为单纯型食管裂孔旁疝，即经典食管旁疝；Ⅲ 型为混合型食管裂孔旁疝，即 Ⅰ、Ⅱ 型食管裂孔疝共同存在；Ⅳ 型为多器官型食管裂孔旁疝，除胃以外还伴有腹腔其他脏器进入胸腔，如大网膜、小肠等。Ⅰ 型食管裂孔疝最常见，约占 95%，Ⅱ、Ⅲ、Ⅳ 型食管裂孔疝同属于食管旁疝，约占 5%。

（三）临床表现

食管反流症状，表现为胸骨后或剑突下烧灼感、胃内容物上反感、上腹饱胀、嗳气、疼痛等。

（四）检查手段

胸部 X 射线、消化道钡餐造影、消化内镜等。

（五）主要治疗

1. 手术治疗　可根治，视病情可行胃底折叠术、食管裂孔疝修补术。

2. 保守治疗　少食多餐，避免餐后平卧和睡前进食；睡眠时应抬高床头，避免增加腹腔内压力；肥胖者应控制体重；有慢性咳嗽、长期便秘者应积极预防并治疗原发病；遵医嘱给予抗反流及保护食管黏膜药物应用。

（六）并发症

1. 出血，主要是食管炎和疝囊炎所致，多为慢性少量渗血，可致贫血。

2. 反流性食管炎。

3. 反流性食管狭窄。

4. 吸入性呼吸道感染，支气管哮喘（继发症）等。

5. 胸痛、呼吸困难，与溃疡穿孔破入胸膜腔、心包有关。

6. 疝囊嵌顿，一般见于食管旁疝。裂孔疝患者如突然剧烈上腹痛伴呕吐，完全不能吞咽或同时发生大出血，提示发生急性嵌顿。

（七）评估要点

【术前】

1. 评估患者进食后有无胸骨后或剑突下烧灼感、胃内容物上反感、上腹饱胀、嗳气、咳嗽、胸痛及呼吸困难等。

2. 评估患者有无食管下段炎症或慢性出血，观察患者有无呕血。

3. 评估患者有无疝囊嵌顿。裂孔疝患者如突然剧烈上腹痛伴呕吐，完全不能吞咽或同时发生大出血，提示发生急性疝囊嵌顿。

4. 评估患者心理状况，安抚患者焦虑情绪，解除恐惧心理。

【术后】

1. 观察患者生命体征。

2. 评估患者是否有腹痛、腹胀及腹肌紧张等症状。

3. 评估患者有无消化道出血或应激性溃疡。

4. 评估患者有无疝复发。术后突发的呼吸困难、胸痛、呕血、便血。

（八）护理措施

【术前】

1. 宜少食多餐，以高蛋白、低脂肪、易消化饮食为主，避免过饱、餐后平卧和睡前进食。

2. 向患者和家属进行心理安抚，解除其焦虑的情绪，配合手术。

【术后】

1. 麻醉未清醒者取去枕平卧位，头偏向一侧，麻醉清醒且血压平稳者给予有效半卧位。

2. 观察生命体征和血氧饱和度，老年、肺功能差的患者给予氧气吸入。

3. 保持胃管通畅，持续胃肠减压，减少胃液对胃黏膜的刺激，严密观察胃管引流液的颜色、性质和量。

4. 禁食期间给予静脉营养和肠内营养治疗，供给机体营养。注意口腔卫生，遵医嘱行口腔护理或应用漱口液漱口，清除口腔异味，预防感染。

5. 术后胃肠功能恢复，遵医嘱拔除胃管，胃管拔除后，饮食从流质、半流质逐渐过渡到普食。

6. 术后预防长期腹腔压力增高，如慢性咳嗽、习惯性便秘等，保持大便通畅，多食高纤维素饮食，必要时遵医嘱给予缓泻药。

7. 观察切口有无红肿，保持切口清洁干燥，老年患者及糖尿病患者切口应延期拆线。

【健康指导】

1. 保持情绪稳定，生活规律。

2. 合理膳食，少量多餐，禁生冷、过硬及过热等刺激性食物。恢复期进食以细腻、低渣、温和、易消化等为原则。进食后适当保持一定时间直立及半卧位。

3. 不可抬举重物，不可身着过硬的装饰物或衣物（腰带），使患者了解自身生理构造，指导其尽量避免选择降低食管下括约肌压力的药物。

4. 术后定期检查，若出现反酸、腹痛等症状，应及时就诊。

十三、贲门失弛缓症

贲门失弛缓症（esophageal achalasia）是由于食管贲门部的神经肌肉功能障碍所致，吞咽时食管体部无蠕动，食管下段括约肌迟缓不良导致的食管功能性梗阻。

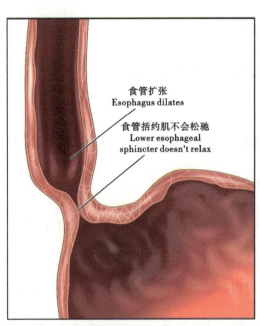
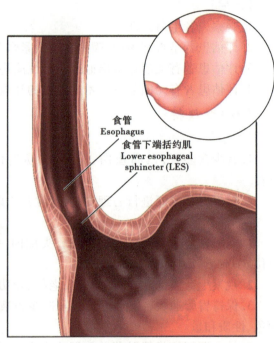

Esophageal Achalasia
贲门失弛缓症

Normal
正常

贲门失弛缓症与正常食管贲门部对比

（一）主要病因

病因在于患者贲门神经肌肉功能出现障碍，造成食管下段括约肌弛缓。

（二）临床表现

患者主要症状表现为吞咽困难、进食障碍，且易出现呛咳、反流等，严重影响患者的日常生活。

（三）检查手段

食管钡餐 X 射线造影、胃镜。

（四）主要治疗

1. 手术治疗　贲门肌层切开术（Heller）、经口内镜下肌层切开术（POEM）。

2. 内科治疗　安定情绪，少食多餐，细嚼慢咽，并服用镇静解痉药物。睡觉时垫高床头。

3. 内镜治疗　内镜下球囊扩张和支架植入治疗、镜下注射 A 型肉毒杆菌毒素、内镜下微波切开及硬化剂注射治疗等。

（五）并发症

胃食管反流、穿孔、复发、皮下血肿、感染、食管瘘。

（六）评估要点

【术前】

1. 评估患者进食情况,观察进食后有无反流、呕吐。

2. 评估患者营养状况,对营养状况极差的患者观察有无水电解质失衡及贫血现象。

【术后】

1. 评估患者生命体征及血氧饱和度,观察有无呼吸困难及呼吸节律的改变。

2. 评估各引流管,观察引流液的颜色、性质、量及气味,若胸管引流出咖啡色、墨绿色液体时应警惕食管瘘的发生。

3. 评估患者有无胃液反流、吞咽困难、肺不张、肺部感染、窒息等。

（七）护理措施

【术前】

1. 了解患者基本病情,解除其焦虑情绪,给予相应的心理指导。

2. 注意饮食习惯,宜少量多餐、细嚼慢咽,以进食柔软高热量的饮食为主。就餐时可取站立位,餐后半小时忌平卧,饭后散步有助于促进胃的排空。睡眠时床头抬高30°,以防食物反流引起误吸。晚期患者因食管极度扩张,应遵医嘱适当禁食,静脉补充必要的热量、维生素、水和电解质,保证每日摄入足够热量。

3. 注意口腔卫生,鼓励患者每日刷牙2~3次,漱口液漱口,以减少口腔细菌,防止肺部感染。

4. 遵医嘱术前留置胃管,使用生理盐水反复多次冲洗,直至抽出液澄清无食物残渣。

【术后】

1. 麻醉未清醒者取去枕平卧位,头偏向一侧,麻醉清醒且血压平稳者给予有效半卧位,防止反流。

2. 遵医嘱应用心电监护和氧气吸入,观察患者生命体征和血氧饱和度的变化,老年患者、肺功能差的患者应适当延长吸氧时间。

3. 妥善固定胸管。保持胸管通畅,观察引流液的颜色、性质及量,保持胸管直立,避免管道脱落、打折,胸腔引流液不可自行倾倒。

4. 术后遵医嘱禁食3~4 d,保持胃管通畅,持续胃肠减压,待胃管拔除且胃肠道蠕动恢复后,可遵医嘱给予流质饮食。进食宜少量多餐、细嚼慢咽,忌过多、过饱,避免进食过冷或刺激性食物。

5. 保持呼吸道通畅,教会患者正确咳嗽的方法,避免用力咳嗽对手术切口产生牵拉。

6. 指导患者正确使用疼痛评估量表,根据疼痛程度给予相应的护理措施。

7. 协助患者行术后肢体功能训练及心肺功能锻炼。多做梳头、绕臂、抬臀、蹬腿活动,病情允许应尽早下床活动,促进胃肠蠕动的恢复,活动以不出现心慌、胸闷为宜。指导患者进行呼吸功能锻炼,非睡眠时间每2 h 1次,每次3~5 min。

8. 观察切口有无红肿,保持切口清洁干燥,如突然出现大量渗液,应及时通知医师。老年患者、糖尿病患者切口应延期拆线。

9. 注意口腔卫生,嘱患者每日刷牙2~3次,漱口液漱口每日4次,减轻口腔异味,减少口腔细菌,促进患者舒适,防止肺部感染。

【健康指导】

1. 饮食宜少食多餐,不宜过饱,避免过冷、过热等刺激性食物,多进食营养丰富易消化食物。

2. 避免疲劳,生活有规律,保持情绪稳定,心情舒畅。

3. 若出现嗳气、反酸、胸骨后疼痛、呕吐、反流等症状时应及时就诊。

十四、纵隔肿瘤

纵隔肿瘤(mediastinal tumor)为纵隔内组织结构肿瘤性改变的统称,分为良性和恶性肿瘤。良性肿瘤如纵隔异位甲状腺、胸腺增生、纵隔囊肿、成熟性畸胎瘤、神经源性肿瘤等;恶性肿瘤如恶性胸腺瘤、胸腺癌、淋巴瘤、恶性神经源性肿瘤、生殖细胞肿瘤、纵隔内转移瘤等。

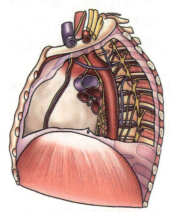
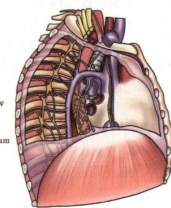

纵隔左侧位观　　　　　　　　　　　　纵隔右侧位观

(一)主要病因与纵隔分区

纵隔内组织和器官较多,胚胎结构来源复杂,所以纵隔区内肿瘤种类繁多。原发肿瘤以良性为多见,但也有相当一部分为恶性。以胸骨角和第4胸椎下缘水平连线为界分为上下纵隔;以心包为界将下纵隔分为前、中、后纵隔。胸腺瘤、甲状腺肿、畸胎瘤好发于前上纵隔;支气管囊肿、心包囊肿等好发于中纵隔;神经纤维瘤好发于后纵隔。临床上纵隔肿瘤以原发性纵隔肿瘤较常见。一般认为,该类肿瘤多系个体发育初期部分细胞发育异常所造成。

(二)临床表现

1. 呼吸道症状　肿瘤刺激或压迫呼吸系统可引起剧烈咳嗽、呼吸困难甚至发绀,破入呼吸系统可出现发热、脓痰甚至咯血。

2. 神经系统症状　由于肿瘤压迫或侵蚀神经而产生各种症状,如肿瘤侵及膈神经可引起呃逆及膈肌运动麻痹;肿瘤侵犯喉返神经,可引起声音嘶哑;交感神经受累,可产生霍纳氏综合征;肋间神经受累,可产生胸痛或感觉异常;压迫脊神经引起肢体瘫痪。

3. 压迫症状 多见于恶性胸腺瘤及淋巴性恶性肿瘤。食管、气管受压时可出现气急或下咽梗阻等症状。

4. 特殊症状 如畸胎瘤破入支气管,患者咳出皮脂物及毛发;支气管囊肿破裂与支气管相通,表现有支气管胸膜瘘症状;极少数胸内甲状腺肿瘤的患者,有甲状腺功能亢进症状;胸腺瘤的患者,有时伴有重症肌无力的症状。

(三)检查手段

胸部 X 射线、胸部 CT、纤维支气管镜、经皮穿刺活检。

(四)主要治疗

除恶性淋巴瘤及一些对化疗、放疗敏感的恶性肿瘤外,绝大多数原发性纵隔肿瘤无其他禁忌证均应行手术治疗。常见的手术方式为纵隔肿瘤切除术(胸腔镜纵隔肿瘤切除手术)。

(五)并发症

1. 肺部并发症,如肺炎、肺不张、肺水肿、胸腔积液、呼吸功能不全或呼吸功能衰竭等。

2. 胸腺瘤术后易出现肌无力危象及胆碱能危象。

(六)评估要点

【术前】

1. 评估患者心理状况,对疾病是否了解,对预后的认知。

2. 评估患者有无胸痛、胸闷、呼吸困难,有无神经压迫症状。

3. 评估患者痰液的性质,合并肺部感染者可有脓痰,畸胎瘤与肺、支气管相通者,评估痰内有无毛发及皮脂物。

4. 重症肌无力者,评估服用抗胆碱酯酶抑制剂的药量、用药时间、用药效果、有无副作用等。

5. 评估患者有无内分泌失调症状,如腹胀、腹泻、高血压、面部潮红、食欲亢进、情绪激动、多汗、消瘦、心悸等。

【术后】

1. 评估患者有无出血症状,注意血压、脉搏的变化及引流液的颜色、性质和量。

2. 评估患者有无肺炎、肺不张的表现。

3. 合并重症肌无力行胸腺瘤摘除者,及时评估用药情况及药效,警惕肌无力危象或胆碱能危象发生。

(七)护理措施

【术前】

1. 了解患者心理状况,给予相应的心理指导,使患者对治疗树立信心。

2. 一般纵隔肿瘤不影响饮食,如肿瘤压迫食管产生吞咽困难,可静脉补充液体,补充蛋白质、碳水化合物和维生素,注意水电解质平衡。

3.合并肺部感染,咳嗽功能差的患者,应协助咳嗽排痰。

4.胸腺瘤伴有重症肌无力的患者,严格遵医嘱定时、定量服用抗胆碱酯酶药物,观察有无肌无力危象和胆碱能危象症状。

5.根据病情,遵医嘱留置胃管。

【术后】

1.麻醉未清醒者取去枕平卧位,头偏向一侧,麻醉清醒且血压平稳者给予有效半卧位,直至胸管拔除。

2.遵医嘱给予心电监护、吸氧,观察患者呼吸,必要时备呼吸机、气管切开包、吸痰设施。

3.保持呼吸道通畅,协助患者坐起叩背排痰,指导患者行腹式呼吸和深呼吸,同时配合肢体功能锻炼,以患者不感到疲劳为宜。痰液黏稠不易咳出者,遵医嘱给予雾化吸入、机械深度排痰,必要时可行鼻腔、口腔内吸痰或经纤维支气管镜吸痰。

4.妥善固定管道,观察胸管或纵隔引流管有无漏气。避免管道扭曲、打折、脱落。

5.非重症肌无力的患者麻醉清醒4 h后可试饮水,6 h后可试进流质饮食,并逐步过渡至高蛋白、高维生素、高热量饮食;重症肌无力患者术后第一天若吞咽功能良好,可遵医嘱拔除胃管,嘱患者进食营养丰富、易消化的流质饮食。

6.胸腺瘤伴有重症肌无力的患者,严格遵医嘱定时、定量服用抗胆碱酯酶药物,警惕肌无力危象和胆碱能危象发生。

【健康指导】

1.良性肿瘤切除后无须后续治疗;恶性肿瘤,特别是恶性淋巴瘤、恶性胚细胞性肿瘤、胸腺癌等,需进行辅助治疗。

2.胸腺瘤合并重症肌无力患者,遵医嘱按时、按量服药,不可随意增减。

3.合理搭配饮食,保证营养摄入。

4.规律生活,适度体育锻炼。

5.遵医嘱定期复查,不适随诊。

第二节　胸外科其他疾病

一、重症肌无力

重症肌无力(myasthenia gravis,MG)是由自身抗体介导的获得性神经肌肉接头(neuromuscular junction,NMJ)传递障碍的自身免疫性疾病。最新流行病学调查显示,我国70~74岁年龄组为高发人群。

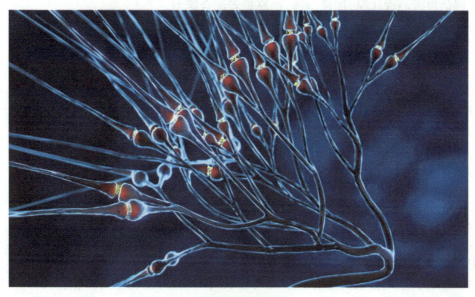

神经肌肉接头

（一）主要病因

由于机体产生的乙酰胆碱受体抗体作用于横纹肌突触后膜的乙酰胆碱受体，竞争性抑制乙酰胆碱的作用。由于突触处传导的安全系数降低而致骨骼肌易疲劳和无力。

（二）临床表现

1. 此病的主要临床特征为横纹肌无力、疲乏、晨轻暮重、活动后加重、休息后减轻，可选择性地累及眼外肌及全身的骨骼肌。

2. 眼肌受损表现为眼睑下垂、复视，可为单侧或双侧，甚至互相交替出现。

3. 咬肌受累可出现咀嚼无力，呼吸肌受累可引起呼吸困难，全身型表现为全身肌无力。

（三）检查手段

胸腺 CT 或 MRI、药理学检查、电生理检查、血清抗体检测，其他自身免疫性疾病检测。

（四）主要治疗

1. 药物治疗　如抗胆碱酯酶抑制剂、免疫抑制剂、靶向生物制剂。

2. 手术治疗　胸腺切除，近年来广泛应用微创手术切除胸腺，如电视辅助胸腔镜手术（video-assisted thoracoscopic surgery，VATS）及"达芬奇"系统机器人。微创手术已成为胸腺切除的主流术式。

（五）评估要点

【术前】

1. 评估患者肌无力的部位、严重程度、有无呼吸困难。

2. 评估患者服用抗胆碱酯酶抑制剂的药量、用药时间、用药效果、有无副作用等。

3. 评估患者心理状况,加强沟通,提高患者配合能力。

【术后】

1. 评估患者生命体征及血氧饱和度。

2. 评估患者的呼吸状态,观察患者有无胸痛、胸闷、呼吸困难等症状。

3. 评估患者吞咽功能及肌无力程度,并观察患者服用抗胆碱酯酶抑制剂药量、用药时间、用药效果、有无副作用等。

4. 评估疼痛的部位、性质、强度、发生及持续时间,疼痛的诱发因素及伴随症状。

5. 评估切口敷料有无渗血、渗液,周围有无皮下气肿。

6. 评估患者的心理状况及疾病认知程度。

(六)护理措施

【术前】

1. 用药管理　手术前遵医嘱应用抗胆碱酯酶抑制剂,明确药物剂量,按时给药,用药过程中观察患者,注意有无药物毒副作用。

(1)肌无力危象:表现为患者的肌无力症状突然加重,出现吞咽和咳痰无力,呼吸困难,常伴烦躁不安、大汗淋漓等。

(2)胆碱能危象:常见于长期服用较大剂量"溴吡斯的明"的患者,或一时服用过多,发生危象之前常先表现出恶心、呕吐、腹痛、腹泻、多汗、流泪、皮肤湿冷、口腔分泌物增多、肌束震颤以及情绪激动、焦虑等精神症状。

(3)反拗危象:"溴吡斯的明"的剂量未变,但突然对该药失效而出现了严重的呼吸困难。可因感染、电解质紊乱或其他不明原因所致。

2. 呼吸道准备　指导患者戒烟,行呼吸功能锻炼,对呼吸困难者遵医嘱给予氧气吸入,痰液黏稠者给予雾化吸入。

3. 饮食指导　吞咽困难和咀嚼无力的患者,指导进食高蛋白、高维生素、高热量的流质或半流质饮食。

4. 心理护理　了解患者基本病情,评估患者心理状况,向患者讲解疾病知识,增强患者信心,解除患者及家属的思想顾虑。

5. 其他　必要时遵医嘱留置胃管。

【术后】

1. 麻醉未清醒者取去枕平卧位,头偏向一侧,保持呼吸道通畅;麻醉清醒且血压平稳者给予有效半卧位。

2. 遵医嘱应用心电监护、吸氧,监测患者生命体征、血氧饱和度、呼吸形态及频率变化,观察患者有无胸闷、气促等症状。术后早期易发生呼吸困难,严重时可出现呼吸衰竭,应适当延长吸氧时间。

3. 呼吸道管理。指导患者行呼吸功能锻炼,痰液黏稠无力咳出者,遵医嘱给予雾化吸入、机械深度排痰等,必要时可行纤维支气管镜吸痰。

4. 术后第1日可遵医嘱进食易消化的流质或半流质饮食,逐步过渡至高蛋白、高维生素、高热量饮食。多食蔬菜、水果等高纤维性食物,促进大便通畅。

5. 遵医嘱应用抗胆碱酯酶抑制剂,明确药物剂量,按时给药,用药过程中注意有无毒副作用。

6.保持管道通畅,观察并记录引流液颜色、性质及量。

7.协助患者行肢体功能训练,尽早下床活动,以不出现心慌、胸闷为宜。

8.教会患者正确使用疼痛评估量表,根据疼痛的程度给予相应的处理措施,观察用药效果及不良反应。

9.切口护理。保持切口清洁干燥,定期换药,观察切口有无红肿,敷料有无渗液,周围有无皮下气肿。

【健康指导】

1.遵医嘱按时、按量服药,不可随意增减,根据病情遵医嘱调整药物剂量。密切观察有无肌无力危象及胆碱能危象,定期复查,不适随诊。

2.避免使用加重神经肌肉传递障碍的药物,如吗啡、利多卡因、安定等。

3.预防呼吸道感染,避免感冒。

4.保持良好的心情,避免情绪波动;生活规律,睡眠充足,防止过度劳累和烈日下曝晒。

二、气管肿瘤

气管肿瘤(tracheal tumor)分为良性肿瘤和恶性肿瘤。恶性气管肿瘤分为原发性和继发性。儿童气管肿瘤中良性多见,成人气管肿瘤中恶性多见。

气管肿瘤

(一)主要病因

1.基因突变　因接触致畸环境导致基因突变,具有气管肿瘤家族史的患者导致气管肿瘤。

2.病毒感染　因人乳头状瘤病毒等病原体感染可间接引发气管肿瘤。

3.电离辐射　因接触电离辐射环境可出现气管异常改变,从而继发气管肿瘤。

4.支气管肺癌累及气管　支气管肺癌可沿着支气管黏膜向上侵及隆突及气管下段;或由于纵隔、隆突下转移的肿大淋巴结,压迫侵犯气管或转移至气管壁。

5.喉癌侵犯气管　喉癌向下延伸可直接侵犯气管上段,因此,临床有时较难将两者严格区分开来。其多为鳞癌,突入管腔,引起呼吸困难。

6.甲状腺癌侵犯气管　约21%的原发性甲状腺癌可直接侵犯气管,还有部分是由于甲状腺癌术后复发而使气管受累,多侵犯气管前壁。

（二）气管、支气管肿瘤的病理类型

1. 气管良性肿瘤　气管良性肿瘤可来源于气管壁的各种组织,好发于儿童。

2. 气管恶性肿瘤

（1）原发性气管恶性肿瘤:患者一般为成人。常见的病理类型为腺样囊性癌、鳞状细胞癌、类癌、腺癌及小细胞癌。

（2）继发性气管恶性肿瘤:几乎全部为恶性。如甲状腺癌、喉癌、食管癌、肺癌、淋巴瘤等邻近气管的恶性肿瘤常直接侵犯气管。

（三）临床表现

气管肿瘤的症状主要取决于肿瘤的大小、生长速度、活动度、是否破溃以及气管狭窄的程度。临床表现主要包括:咳嗽、咯血,呼吸困难、喘憋和喘鸣,反复发作的肺炎,晚期可有声音嘶哑和吞咽困难等。

（四）检查手段

纤维支气管镜、胸部 X 射线、胸部 CT、磁共振成像、肺功能。

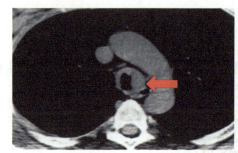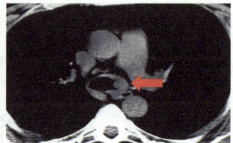

气管肿瘤影像

（五）主要治疗

气管肿瘤原则上首选以切除重建为主的手术治疗,其他治疗手段包括支气管内镜下的肿瘤切除、腔内支架置入、放疗等。

（六）评估要点

【术前】

1. 评估患者的生命体征、血氧饱和度、呼吸困难程度及有无呼吸道感染。

2. 评估患者痰液的颜色、性质及量,有无血性痰及肿瘤脱块,痰是否易于咳出,防止堵塞气管,发生窒息。

3. 评估肿瘤是否侵犯喉返神经,患者有无声音嘶哑。

4. 评估有无肿瘤坏死出血造成的窒息及休克症状。

5. 评估患者的心理状况,解除焦虑,恐惧情绪。

6. 评估患者 Pearson 体位(压颌曲颈的体位)适应程度。

【术后】

1. 评估患者术后体位及颈部切口愈合情况。

2. 评估患者咳嗽程度,避免剧烈咳嗽增加吻合口张力,同时防止缝线撕脱。观察痰液的颜色、性质和量,对痰液黏稠、无力咳出者,遵医嘱给予雾化吸入,必要时行纤维支气管镜吸痰。

3. 评估是否有喉返神经损伤。

4. 评估患者的生命体征及血氧饱和度。

（七）护理措施

【术前】

1. 心理护理　患者因呼吸困难、咳嗽、咯血等身体不适,可能存在焦虑、恐惧等心理状态,及时给予心理疏导,消除其内心的恐惧和顾虑,积极配合治疗。

2. 呼吸道管理　指导患者戒烟,行呼吸功能锻炼。鼓励患者咳嗽、咳痰,防止分泌物堵塞气道,引起窒息。呼吸困难者给予氧气吸入。

3. 饮食护理　给予患者高蛋白、高热量、高维生素饮食,加强营养,改善机体营养状况。

4. 特殊体位训练　指导患者练习 Pearson 体位（压颌曲颈的体位）,即头颈屈曲位15°~30°,并保持在该体位下进行咳嗽、咳痰、饮水、进食,因患者不易耐受,术前向患者说明该体位的必要性,使其理解与配合,并提前练习和适应。

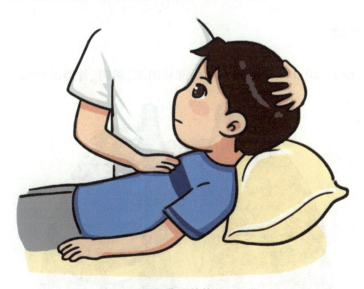

压颌曲颈的体位

【术后】

1. 特殊体位护理　术后患者保持 Pearson 体位 2 周,减少吻合口张力,若颌胸处缝有减张线,应使减张线张力最小,并每日消毒缝线处。

2. 呼吸道管理　给予患者翻身叩背,鼓励适度咳嗽、咳痰,遵医嘱雾化吸入,对于痰液黏稠不易咳出者,必要时给予纤维支气管镜吸痰,防止呼吸道堵塞、肺不张及窒息的发生。

3. 饮食护理　术后第 1 天开始进营养丰富的流质饮食,逐步过渡到半流质、普食,避免进刺激性食物,以免引起呛咳。

4. 生活护理　被迫体位造成患者的舒适度改变,为患者提供舒适的枕头,保持床单位的整洁舒适。

5. 心理护理　患者可能因特殊体位而感到自卑,及时与患者交流,了解心理状态,给予疏导,使其积极配合治疗。

【健康指导】

1. 指导患者保持正确的姿势,术后保持 Pearson 体位两周,睡觉时床头抬高,头部用软枕垫起 15°~30°;1 个月内低头看脚,禁止抬头望天或剧烈转头;1 个月后逐步过渡至平视,并渐进性地增加伸展转动程度;3 个月后可以逐渐练习抬头望天。

2. 视体质情况恢复工作,避免重体力劳动、外伤。

3. 术后继续呼吸功能锻炼,避免到人员聚集的地方,防止呼吸道感染,呼吸困难时及时就诊。

4. 指导患者戒烟、戒酒,加强营养,增强抵抗力。少食多餐,宜进高蛋白、高热量、高维生素、易消化食物。

5. 保持良好的情绪,避免不良刺激,遵医嘱定期复查。

三、胸壁肿瘤

胸壁肿瘤(chest wall tumor)是指胸廓深部软组织、肌肉、骨骼的肿瘤。

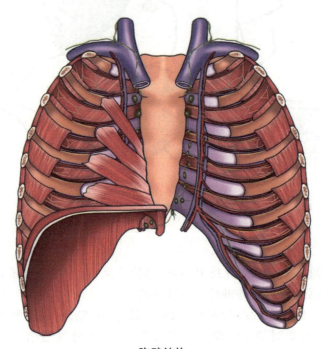

胸壁结构

（一）病因与分类

胸壁肿瘤分为原发性和继发性两类。

1.原发性胸壁肿瘤　发生于前胸壁及侧胸壁者多于后胸壁。原发于骨组织者,20%发生于胸骨,80%发生于肋骨。分为良性和恶性两种。常见的骨骼良性肿瘤有骨纤维瘤、骨瘤、软骨瘤、骨软骨瘤等;骨骼恶性肿瘤则多为各种肉瘤,其中软骨肉瘤约占30% ～40%。起源于深部软组织者,有神经类肿瘤、脂肪瘤、纤维瘤、血管瘤及各类肉瘤等。

2.继发性胸壁肿瘤　多由其他部位的恶性肿瘤转移而来,以转移至肋骨最为多见,常造成肋骨的局部破坏或病理性骨折,引起疼痛,但肿块多不明显;也可由邻近器官肿瘤直接侵犯形成,如肺癌、肾癌、乳腺癌等。

（二）临床表现

临床表现取决于肿瘤的部位、大小、生长速度、与邻近器官的关系及压迫程度。约20%的胸壁肿瘤患者早期无明显症状。

1.最常见的症状是局部疼痛和胸壁肿块。

2.肿瘤压迫和侵及肋间神经、臂丛神经及交感神经时,除有神经疼痛外,会出现感觉异常,如肢体麻木或 Horner 综合征。

3.晚期的恶性肿瘤可有远处转移、胸腔积液或血性胸腔积液。

4.瘤体压向上腔静脉出现颈静脉怒张、双上肢水肿等。

5.可发生病理性骨折。

（三）检查手段

胸部 X 射线、胸部 CT、MRI、同位素全身骨扫描、组织活检。

（四）主要治疗

无论是良性还是恶性肿瘤,手术治疗是最主要的治疗方式。手术切除恶性胸壁肿瘤后,应联合放射治疗及化学治疗等综合治疗,以提高治疗效果。

（五）评估要点

【术前】

1.评估患者的营养状况、对疾病的认知及心理状况。

2.评估肿瘤的特征,观察胸壁肿瘤生长的部位、大小、生长速度及是否有压迫邻近器官组织的症状。

3.评估疼痛的程度,如出现疼痛、肢体麻木,考虑肿瘤累及肋间神经、臂丛神经等。

4.评估肿瘤是否有远处转移,是否有其他伴随症状,若患者出现胸腔积液或血性胸腔积液时,考虑肿瘤转移。

【术后】

1.评估患者生命体征和呼吸情况,有无缺氧症状。

2.评估胸部包扎是否紧密,评估切口有无渗液、渗血。

3.评估各引流管。引流液的颜色、性质和量,如有异样报告医师,防止残腔积血、积液、复发或感染等。

4. 评估患者心理、精神状况。

（六）护理措施

【术前】

1. 改善患者营养状况，给予高蛋白、高热量、高维生素饮食。

2. 做好胸壁肿瘤皮肤的护理，保持肿瘤部位皮肤的清洁干燥。

3. 向患者进行手术、麻醉知识及手术配合知识宣教，讲解加压包扎的目的及重要性，使其积极配合。

4. 向患者解释术前呼吸功能锻炼的重要性，教会患者腹式呼吸、深呼吸。

【术后】

1. 麻醉未清醒者取去枕平卧位，头偏向一侧；麻醉清醒且血压平稳者给予有效半卧位。

2. 遵医嘱应用多功能心电监护，观察患者生命体征及血氧饱和度。

3. 密切观察患者的呼吸频率、节律及有无反常呼吸。术后用棉垫或棉质毛巾加压包扎两周，避免残腔形成。每日观察切口渗血、渗液情况。

4. 妥善固定管道，观察并记录引流液的颜色、性质和量等。

5. 术后第 1 日可进食易消化的流质或半流质饮食，逐步过渡到普食，摄入量根据胃肠耐受量逐渐增加。多食蔬菜、水果等纤维性食物，促进大便通畅。

6. 术后预防式镇痛和多模式镇痛联合应用，使用疼痛评估量表评估疼痛，根据疼痛的程度给予相应的护理措施。

7. 协助患者行术后肢体功能锻炼。指导患者屈伸活动指、腕和肘关节，多做梳头、绕臂、抬臂、蹬腿活动，尽早下床活动，活动以不出现心慌、胸闷为宜。

【健康指导】

1. 戒除烟酒，不吃或少吃辛辣刺激的食物，保持良好的营养状况，增强机体免疫力。

2. 生活有规律，避免过度劳累，注意保持乐观开朗的心态，避免紧张激动的情绪，每天保持充分休息和活动。

3. 接受化疗的患者，定期检查血常规和肝功能。

4. 定期复查，若出现疼痛、切口渗血、渗液等症状时，及时复诊。

四、肋骨骨折

肋骨骨折指暴力直接或间接作用于肋骨，使肋骨的完整性和连续性中断，是最常见的胸部损伤。第 1～3 肋骨粗短，且有锁骨、肩胛骨保护，不易发生骨折；第 4～7 肋骨长而薄，最易折断；第 8～10 肋骨前端肋软骨形成肋弓与胸骨相连，而第 11～12 肋前端游离，弹性较大，均不易发生骨折。

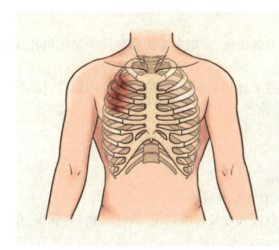

肋骨骨折

（一）病因和分类

多数肋骨骨折常因外来暴力所致。外来暴力又分为直接暴力和间接暴力。老年人肋骨骨质疏松，脆性较大，容易发生骨折。恶性肿瘤发生肋骨转移者或严重骨质疏松者，可因咳嗽、打喷嚏或肋骨病灶处轻度受力而发生骨折。

根据骨折断端是否与外界相通，可以分为开放性肋骨骨折和闭合性肋骨骨折。根据损伤程度，肋骨骨折又分为单根单处肋骨骨折、单根多处肋骨骨折、多根单处肋骨骨折和多根多处肋骨骨折。

（二）临床表现

伤侧胸壁可见肿胀、畸形，局部明显压痛；挤压胸部疼痛加重，甚至产生骨擦音；多根多处肋骨骨折者，伤处可见反常呼吸运动；部分患者出现皮下气肿。根据肋骨骨折损伤程度不同，可出现不同程度的疼痛、呼吸困难、发绀或休克等。

（三）检查手段

胸部 X 射线、胸部 CT、肋骨三维重建 CT。

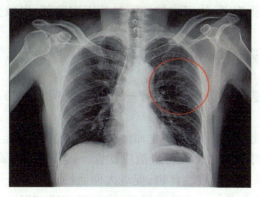

肋骨骨折影像

（四）主要治疗

1. 闭合性肋骨骨折处理原则　有效镇痛、采用多头带和厚棉垫加压包扎或手术固定胸廓、控制反常呼吸。

2. 开放性肋骨骨折处理原则　除上述相关处理外，应及时处理伤口、控制感染，肋骨骨折致胸膜穿破者，需做胸腔闭式引流术。

（五）评估要点

【术前】

1. 评估胸部创伤类型及有无气胸。

2. 评估患者疼痛的程度和部位，有无反常呼吸。

3. 评估患者神志、生命体征、血氧饱和度及呼吸情况，如呼吸频率、节律、有无呼吸困难、呼吸窘迫及缺氧现象。

4. 评估患者气管位置，观察有无纵隔移位、皮下气肿、咯血。

5. 评估患者心率、脉率，听诊有无心音遥远、血压低等心脏压塞症状。

6. 评估患者皮肤完整性。

7. 评估患者心理状况及疾病知识知晓情况。

【术后】

1. 评估患者生命体征，观察体温变化。

2. 评估患者咳嗽、咳痰及痰液的颜色、性质、量。

3. 评估患者有无胸闷、气喘、呼吸困难等症状。

4. 评估疼痛的部位、性质、强度、发生及持续时间、疼痛的诱发因素、伴随症状。

（六）护理措施

【术前】

1. 监测患者生命体征及血氧饱和度的变化。

2. 指导患者适当下床活动，避免剧烈运动或重体力劳动。

3. 合理饮食，宜清淡、富含营养的食物，忌辛辣、刺激、生冷、油腻食物。

4. 指导患者正确使用疼痛评估量表，遵医嘱使用镇痛药物，观察用药效果及不良反应。患者咳嗽、咳痰时，协助或指导其用双手按压患侧胸壁，减轻疼痛。

5. 多根多处肋骨骨折患者，使用胸带加压包扎固定胸部，以减少胸壁浮动，控制反常呼吸。

6. 指导患者行呼吸功能锻炼，胸闷、呼吸困难者遵医嘱给予氧气吸入。

【术后】

1. 麻醉未清醒者取去枕平卧位，头偏向一侧，保持呼吸道通畅，麻醉清醒且血压平稳者给予半卧位。

2. 遵医嘱应用心电监护、吸氧，观察生命体征、血氧饱和度等。

3. 麻醉清醒 4 h 后可试饮水，6 h 可进流质饮食。逐步过渡至高蛋白、高维生素、高热量饮食。多食蔬菜、水果等高纤维性食物，促进大便通畅。

4. 呼吸道管理，指导患者行呼吸功能锻炼，协助其咳嗽、咳痰。咳嗽时可用双手按压患侧胸壁,减轻疼痛。观察患者有无胸闷、气促等症状。

5.妥善固定管道,观察并记录引流液的颜色、性质和量。观察胸腔出血情况,若引流血性液20 mL/kg或每小时平均引流量超过3 mL/kg需及时处理;患者出现烦躁不安、心率增快、血压下降、面色苍白、出冷汗时应考虑有活动性出血。

6.切口护理,观察切口有无红肿、渗液,保持切口清洁干燥,定期换药。

【健康指导】

1.指导患者注意休息,适量活动,避免重体力劳动。

2.饮食应循序渐进,进食高蛋白、高热量的食物,避免生冷、硬、辛辣刺激的食物,多食水果、蔬菜,多饮水,保持大便通畅。

3.剧烈咳嗽者遵医嘱应用镇咳药,以免影响伤处愈合。

4.定期复查,不适随诊。

五、漏斗胸

漏斗胸是最常见的先天性胸廓畸形,发病率占出生比例的0.1%～0.8%,男女比例(4～5)∶1,主要特征为前胸壁凹陷畸形。

(一)主要病因

漏斗胸的病因尚不明确,但其发生具有家族聚集性和遗传背景。也有多数学者认为生长发育期肋骨、肋软骨生长的不平衡和不对称是漏斗胸发病的主要原因。

(二)临床表现

漏斗胸患者多无自觉不适,部分患者可有呼吸困难、活动耐受度下降、心动过速、胸痛等症状。查体可见前胸凹陷、肩膀前伸、略带驼背、上腹突出等。

(三)检查手段

胸壁视诊、胸部CT、胸廓三维重建。

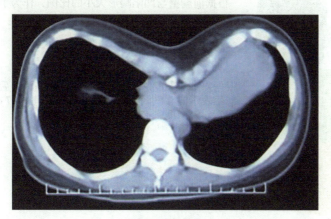

漏斗胸影像

（四）主要治疗

微创漏斗胸矫正术（NUSS 手术）是公认的较为安全、有效的治疗方式。NUSS 手术是利用特制钢板对前胸壁凹陷完成的矫形，优点是创伤小、操作简单。一般建议手术时机为 3 ~ 12 岁。

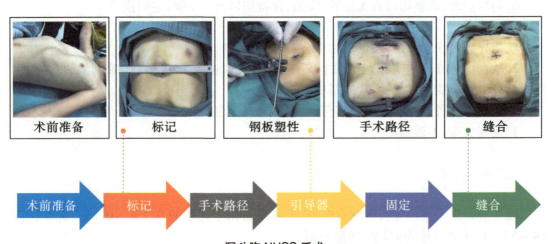

术前准备　　标记　　钢板塑性　　手术路径　　缝合

术前准备 → 标记 → 手术路径 → 引导器 → 固定 → 缝合

漏斗胸 NUSS 手术

（五）评估要点

【术前】

1. 评估患者胸廓畸形的对称性、Haller 指数。

2. 评估患者有无脊柱侧弯、先天性心脏病等伴发疾病。

3. 评估患者心肺功能受损状况。

4. 评估患者心理状况。

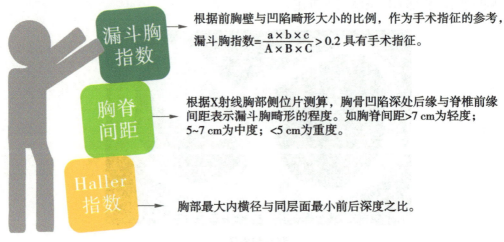

漏斗胸指数：根据前胸壁与凹陷畸形大小的比例，作为手术指征的参考，漏斗胸指数 $= \dfrac{a \times b \times c}{A \times B \times C} > 0.2$ 具有手术指征。

胸脊间距：根据X射线胸部侧位片测算，胸骨凹陷深处后缘与脊椎前缘间距表示漏斗胸畸形的程度。如胸脊间距>7 cm为轻度；5~7 cm为中度；<5 cm为重度。

Haller 指数：胸部最大内横径与同层面最小前后深度之比。

漏斗胸评估

【术后】

1. 评估患者胸廓畸形矫正情况。

2. 评估患者呼吸情况,若出现呼吸困难及皮下气肿,考虑气胸。

3. 评估患者切口情况,观察有无红肿、胸腔积液、发热等。

4. 评估有无钢板移位、外漏等情况。

(六)护理措施

【术前】

1. 向患儿及家属展示手术效果,借助图片、照片及文字等资料进行术前宣教,缓解其紧张情绪。

2. 指导患儿进食高蛋白、高热量及高维生素等易消化饮食。

3. 指导患儿行呼吸功能训练,练习有效咳嗽、咳痰、腹式呼吸和深呼吸。

【术后】

1. 遵医嘱应用心电监护,监测生命体征,尤其注意患儿的呼吸。观察有无胸闷、气促,听诊双肺呼吸音。

2. 术后平卧硬板床,坐起时双手扶住患儿肩背部,保持直立,不可牵拉患儿双上肢,以免影响钢板固定。24 h 内严禁翻身、侧卧。

3. 保持呼吸道通畅,指导患儿行呼吸功能锻炼。非睡眠时间,每 2 h 1 次,每次 3~5 min,以患儿不感到疲劳为宜。痰液黏稠不易咳出者遵医嘱给予雾化吸入,促使痰液排出,严禁使用机械排痰或拍背,必要时可经鼻腔吸痰或纤维支气管镜吸痰。

4. 指导患儿及家属掌握描述疼痛的技巧,告知其缓解疼痛的方法。必要时遵医嘱用药。

5. 观察患儿胸廓畸形改善效果,钢板有无移位、外漏等。

6. 观察切口有无红肿、渗液,切口周围有无皮下气肿。定期换药,保持切口清洁、干燥。

【健康指导】

1. 活动注意事项

(1)出院后继续睡硬板床 1 年,保持仰卧位,避免侧卧位;站立、行走时保持背部挺直,避免外伤、剧烈运动,一般 2~4 周可以正常上学及工作。

(2)出院 1 个月保持良好的直立姿势,挺胸并限制活动,不做弯腰、扭腰或翻滚等动作,免持重物包括较重的书包。

(3)出院 2 个月内允许一般活动,但不能弯腰搬重物,不猛烈地扭转上身。

(4)出院 3 个月内避免剧烈运动,3 个月后可恢复正常活动,注意不做对抗性运动,如打篮球、踢足球、跆拳道等。

2. 定期复查,置入钢板期间避免行磁共振检查。

3. 避免碰撞和外伤,如有外伤或伤口周围局部凸起,立即就医。

4. 无特殊情况者,钢板在漏斗胸矫形术后的 2~4 年拆除。

六、手汗症

手汗症指双侧手掌汗腺分泌异常增加,常伴有腋窝、足底等部位多汗。

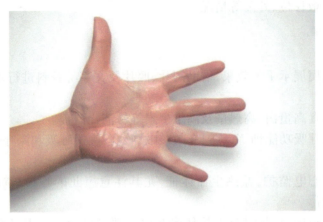

手汗症

(一)主要病因和分类

手汗症的病因尚不清楚,可能与交感神经和副交感神经的兴奋性升高相关,也有许多证据表明手汗症可能是一种遗传疾病。

手汗症可分为原发性和继发性。原发性手汗症是指交感神经系统功能紊乱引起的身体局部出汗过多;继发性手汗症指的是由局部炎症或损伤影响自主神经系统所致。

(二)临床表现

以手掌多汗为主,睡眠时不发作。每次发作时间长短不一、程度不一。每日发作次数不等,发作时常伴掌温过低。重者可见汗珠流淌,发作与季节无关,在天热、激动、紧张等情况下可诱发或加重。

(三)诊断标准

双侧出汗部位对称,一周至少发作 1 次,有阳性家族史,睡眠时停止出汗,影响日常的工作生活。

(四)主要治疗

胸腔镜下胸交感神经链切断术是目前最有效的治疗方法。

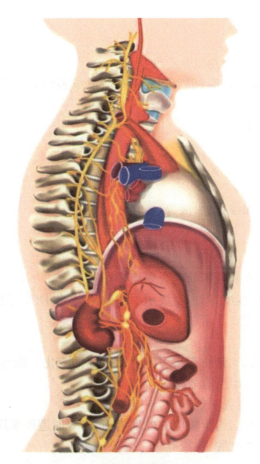

胸部交感神经

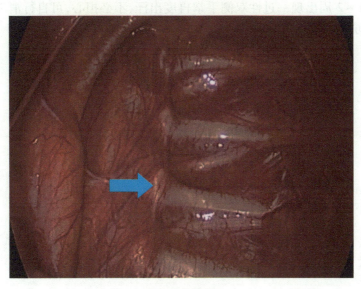

T4 交感神经

（五）评估要点

【术前】

1. 评估患者对疾病的认知程度及心理状态。

2. 评估手掌出汗程度。轻度：手掌潮湿；中度：手掌多汗形成小水珠；重度：手掌多汗形成水滴。

3. 评估患者心、肺功能。

【术后】

1. 评估患者生命体征。

2. 评估术后疗效。

3. 评估切口情况，有无渗血、渗液等。

（六）护理措施

【术前】

1. 向患者讲解手术、麻醉及术前配合要点。

2. 观察患者手掌出汗程度，向患者展示手术效果，借助图片、照片及文字等资料进行术前宣教，缓解其紧张情绪。

【术后】

1. 遵医嘱应用心电监护，密切观察患者生命体征的变化。麻醉未清醒者取去枕平卧位，麻醉清醒且血压平稳者给予有效半卧位。

2. 评估患者手掌出汗有无缓解。

3. 评估患者的疼痛程度，给予相应的处理措施，必要时遵医嘱用药。

4. 观察切口情况，有无红肿、渗液等。

【健康指导】

1. 注意休息，加强营养，清淡饮食，1 个月内避免负重、重体力劳动及剧烈活动。

2. 若术后 1~2 周出现一过性双侧手掌再度出汗，不必担心，可自行消失。

3. 定期随访。

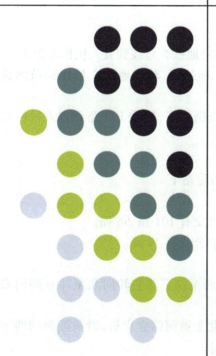

第二章

胸外科手术患者围手术期健康管理

第一节　入院指导

一、门诊就诊

尊敬的患者及家属,您们好! 河南省人民医院全体员工欢迎您来我院就诊,愿为您提供最优质的服务。为方便您就医,现将门诊就诊的基本情况介绍如下。

（一）来院路线

医院地址:河南省郑州市金水区纬五路7号(经三路与纬五路交叉口路东)。

医院咨询电话:0371-96195(24 h)。

1.郑州汽车站

（1）郑州长途汽车中心站:101路、109路、98路。

（2）郑州客运北站:乘地铁2号线到黄河路站,转乘地铁5号线到省人民医院站下。

（3）郑州客运南站:乘111路到紫荆山南路南三环站下,转乘地铁2号线到黄河路站,再转乘地铁5号线到省人民医院站下。

（4）航海路汽车客运站:乘603路到二七广场正新街站下,转乘109路到省人民医院站下。

（5）郑州长途汽车高铁站:乘47路直达。

2.高铁站　从郑州东站乘地铁5号线到省人民医院站下。

3.火车站

（1）郑州火车站东广场:直达河南省人民医院的公交有101路、98路。

（2）郑州火车站西广场:直达省人民医院站附近的公交有40路。

4.自驾路线

（1）从京港澳高速郑东新区下高速,沿金水路向西至经三路右转向北至纬五路向右转100米即到河南省人民医院。

（2）从机场高速郑州南站下高速,沿中州大道向北上黄河路立交桥,沿黄河路向西至经二路向南至纬五路右转100米即到河南省人民医院。

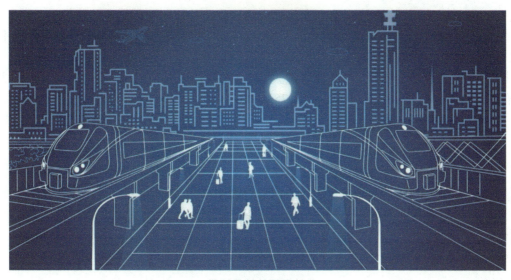

来院路线

（二）自助机建卡

1. 建卡流程　门诊东区一楼自助机建卡。①点击屏幕,选择身份证建档,再将身份证放置左下角的阅读区。②点击屏幕输入手机号码,再点击屏幕选择确认,输入验证码即建卡成功(如需帮助,自助机旁边有工作人员指导)。③持身份证挂号就诊。

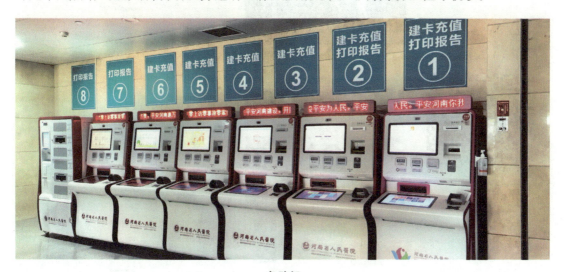

自助机

2. 温馨提示

（1）必须实名建档,办理就诊卡免费,请持二代身份证至自助机上办理并充值。

（2）若无二代身份证等证件,请到自助机或人工窗口办理临时就诊卡。

（3）身份证为磁条卡,请勿靠近高温强磁,勿弯折,复诊时请带好身份证。

（4）就诊结束后，可直接到建卡充值处或门诊收费处打印发票和费用清单。

（5）建卡成功后请在卡内按需充值金额，以免影响挂号就诊。就诊卡支持微信、支付宝、现金和银行卡充值。

（6）请妥善保管身份证，若身份证遗失，请及时到建卡充值处或门诊收费处挂失，并持有效证件补办。挂失电话：0371-65897532、0371-65580216。

（三）门诊挂号及就诊

1.就诊及预约挂号流程　请扫码查阅。

就诊及预约挂号流程

2.微信、支付宝线上挂号就诊流程

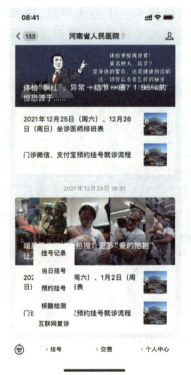

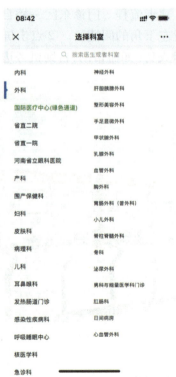

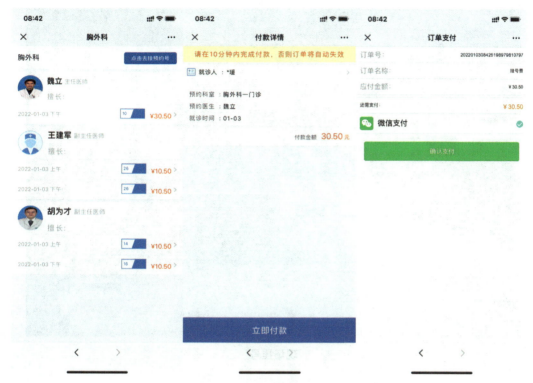

公众号挂号流程

（1）微信或支付宝搜索"河南省人民医院"或者现场扫码，关注河南省人民医院微信公众号或支付宝生活号。

（2）按预约挂号信息提示实名制预约挂号。

（3）挂号成功后，平台推送就诊信息至手机。

（4）持手机预约时绑定的身份证、社保卡等相关证件提前 30 min 到院就诊，无须取号。

（5）持手机按就诊信息去相应诊区的候诊区候诊。

（6）候诊时请注意关注显示屏叫号，按序就诊。叫号后进入诊室就诊，接诊医生开具相应检查单、治疗单、处方等。

（7）到相应科室检查、取药、治疗等。

3. 现场挂号就诊流程

（1）自助机处挂号或者去各层挂号分诊处直接排队挂号。

（2）按就诊信息去相应诊区的候诊区候诊。

（3）候诊时请注意关注显示屏叫号，按序就诊。叫号后进入诊室就诊，接诊医生开具相应检查单、治疗单、处方等。

（4）到相应科室检查、取药、治疗等。

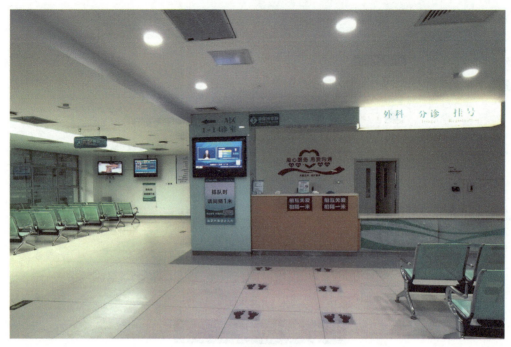

现场挂号

4. 温馨提示

（1）微信、支付宝挂号方式有当日挂号和预约挂号 2 种，如果是当天就诊，请点击当日挂号；如果不是当天就诊，请点击预约挂号，选择相应时间挂号。

（2）预约挂号没有手续费，可以预约第 2~8 d 内的号源，晚上 12 点以后不能预约第 2 天的号源。当天号源不预约，周末及节假日所有号源均可预约。

（3）若您因故不能就诊，请在预约时间段前通过原预约途径取消预约，否则，视为爽约。

（4）医生当日出诊情况若有变动，医院会安排相同专业同级医师出诊，并以短信等方式提前通知您。

（5）现场挂号时间

上午：07：30—12：00。

下午：14：30—18：00（夏季）；14：00—17：30（冬季）。

（6）挂号当日有效，当日的检查结果出来后，患者需持就诊卡到分诊台挂复诊号即可就诊，当日复诊号免费。次日就诊，需重新挂号。

（7）就诊结束，可在收费处结算，打印发票及清单。

（8）如果您在就诊过程中还有什么疑问，请到门诊一楼综合服务处或挂号处咨询。

5. 门诊检验检查结果查询方法　通过微信或支付宝现场扫码或搜索河南省人民医院并关注，点击个人中心或查询，管理就诊卡，添加就诊人信息，再次点击个人中心或查询，点击电子报告查询检验、检查结果。还可去门诊自助机上打印出纸质的检验检查结果报告单。

二、住院办理

（一）首次入院新农合患者转诊流程

1. 由县级新农合定点医院开"转诊证明"并盖医院章,日期清晰无涂改。
2. 携带"转诊证明"到本县区农合办盖章备案(签章日期清晰无涂改)。
3. 携带新农合本、身份证及"转诊证明"来院就医。

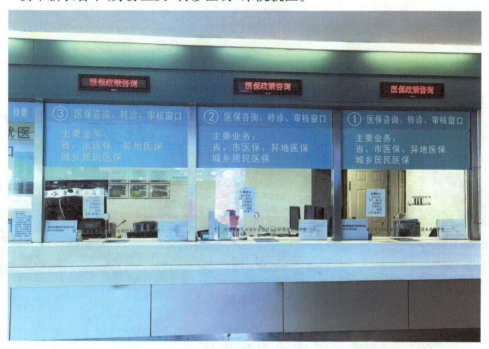

医保窗口

> 注:以上程序须在河南省人民医院住院当天或之前完成,否则报销比例降低20%(个别县区有调整,以当地政策为准)。

（二）二次住院新农合患者电子转诊流程

1. 电话联系县区农合办理电子转诊。
2. 需告知患者相关信息,如姓名、身份证号、医疗证号、疾病名称等。
3. 携带身份证与住院证至2号楼一楼医保窗口确认电子转诊登记信息。

> 注:同病种同年度2次及以上在我院住院,住院当天或之前办理电子转诊,可按正常比例报销。

(三)预住院办理流程

1.患者持就诊卡至门诊东区一楼胸外科诊室由医生开具预住院证和相关检验检查。

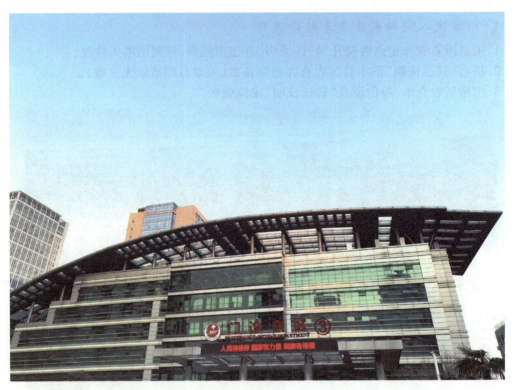

门诊东区

河南省人民医院   预住院

住院证   (首次住院请手写)

登记号:▆▆▆▆▆   身份证号:▆▆▆▆▆▆▆   卡号:▆▆▆▆▆

姓名 ▆   性别:女   出生日期:1972-09-05   费别:居民医保(含新农合)

住址:▆▆▆ ▆▆▆ ▆▆▆ ▆▆▆   状态:预住院

上转医院:

诊　　断:肺术后

住院病区:日间手术管理中心   病区位置:门诊西区(5号楼)2楼

注意事项:1、先到门诊西区1楼收费窗口交抵押金，2、再到门诊西区2楼办理手续。

入院情况:□危   □急   □病重   ■一般

入院状态:■自行   □护送   □抢救状态运送   □上转

开证日期:2022-03-30   预约日期:2022-03-30

请携带身份证(及医保卡)去办理住院手续   医师签名:▆▆▆

无费退院: 否( )   是( )   退院原因:

预住院证

2. 携预住院证至门诊西区一楼缴费,二楼办理预住院手续。

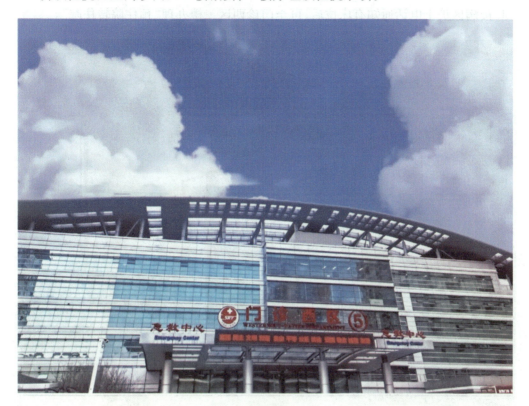

门诊西区

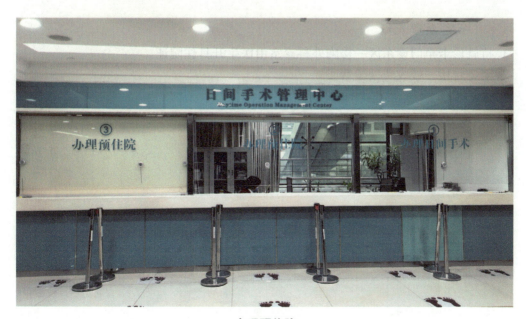

办理预住院

3.预住院期间不提供床位。

4.接病区护士电话通知有床位后,可至门诊西区二楼办理"预住院转住院"。

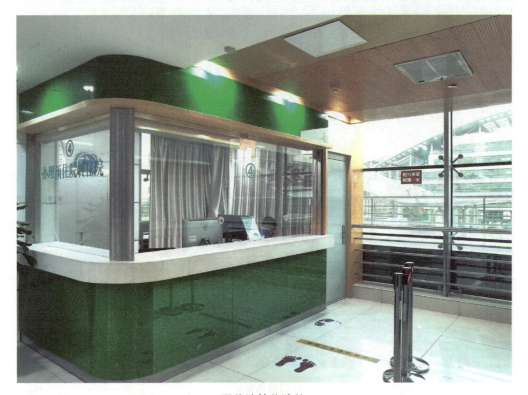

预住院转住院处

(四)住院办理流程

1.持就诊卡至门诊东区一楼胸外科诊室由医生开具住院证。

2.至 2 号楼一楼收费处缴费。

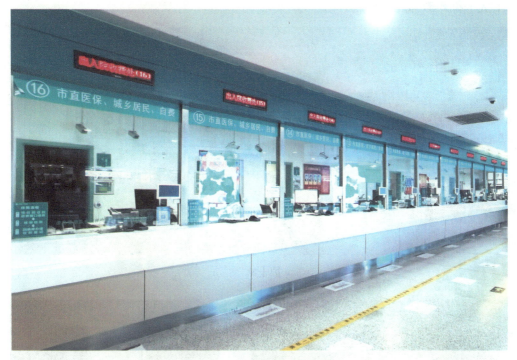

收费窗口

3. 疫情防控期间,住院患者及陪护人员持身份证到指定地点进行核酸检测。

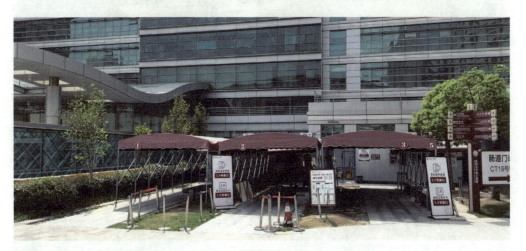

核酸检测点

4. 持核酸阴性结果及住院证按病区位置办理住院手续。

（五）胸外科病区环境

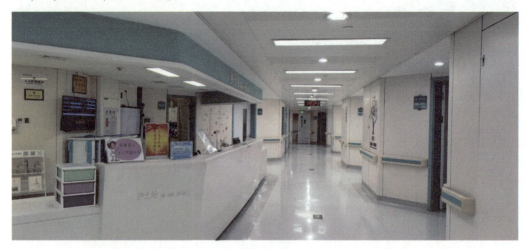

护士站

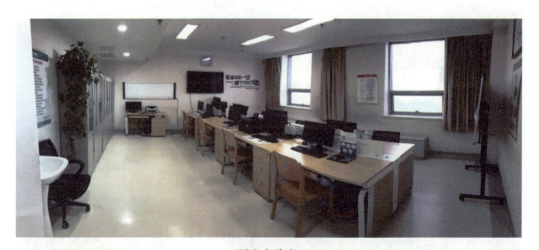

医生办公室

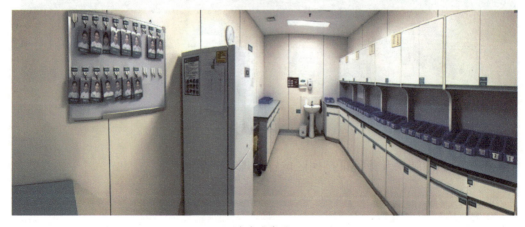

治疗准备室

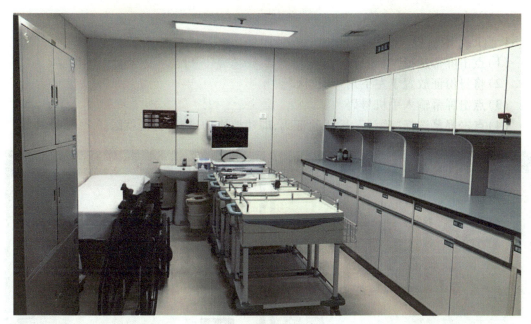

换药室

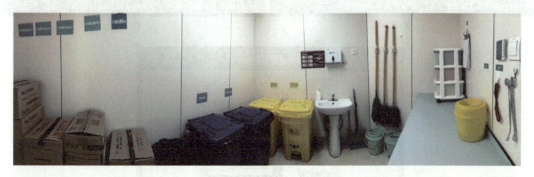

处置间

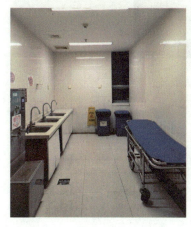

配餐室

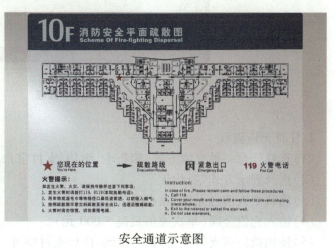

安全通道示意图

病区环境

（六）自助机使用流程

1. 自助建卡流程

（1）点击屏幕选择"身份证建档"。

（2）将身份证放置于左下角"阅读区"。

（3）点击屏幕输入手机号码。

（4）点击屏幕选择"确认"，输入验证码，即建档成功，持身份证就医。

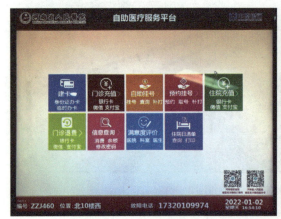 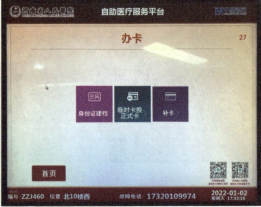

A　　　　　　　　　B

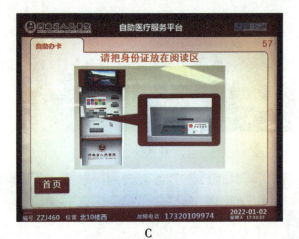

C

自助机建卡流程

2. 住院充值流程

（1）选择任意一种充值方式（银行卡、微信、支付宝）。

（2）选择登录方式"身份证"。

（3）确认个人信息无误，点击确认。

（4）输入充值金额（单次充值最高 5 000 元）。

（5）使用微信或支付宝：扫描二维码，进行支付即可。

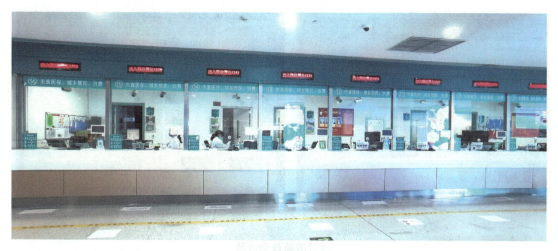

住院充值窗口

3. 每日清单查询流程
(1) 选择"住院日清单"。
(2) 输入住院患者姓名。
(3) 输入患者住院号。
(4) 选择查询日期。
(5) 选择"打印明细"即可。

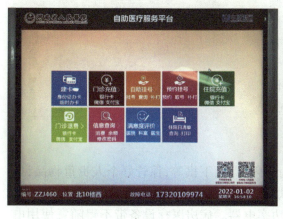

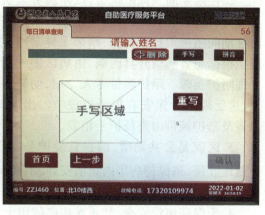

A   B

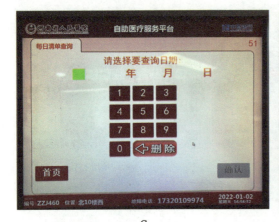

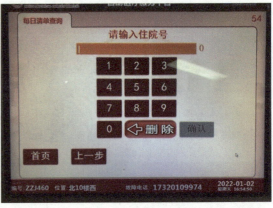

C   D

每日清单查询流程

（七）病房管理制度

为确保病房正常治疗秩序,给患者营造一个安全、舒适的就医环境,避免交叉感染的发生,特制定病房管理制度,请患者及陪护人员配合。

1. 住院期间患者不得离开病房,如果有特殊检查等情况需要离开病房请告知主管医生和责任护士。

2. 住院期间须佩戴腕带,以便医务人员操作核对,住院期间患者需着住院服。新冠疫情防控期间陪护须核酸检测,结果无异常由主管医生根据患者病情开具医嘱,由病区护士给予办理陪护腕带。陪护腕带专人专用,勿转借他人,违反规定者保安有权予以没收。出院时,患者及陪护腕带由责任护士销毁。

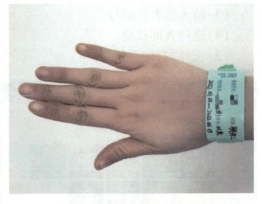

陪护腕带

3. 医院是公共场所,请自觉爱护公物,不要随地吐痰,请保持病房内整洁安静,不在病房内打牌、下棋等,保管好个人贵重物品,如有遗失,请及时与保卫科联系。我院全院禁烟,请勿在病房任何区域吸烟。

4. 为保证医疗安全,禁止在病房使用大功率电器。病房医疗设备带不得随意使用电源线充电。

5. 如果对检查、治疗、护理有疑问时,请询问医护人员,医护人员会耐心解释。

6. 住院期间可在病区自助机上自行打印清单,每日清单每天只能打印 1 次,请妥善保管并认真核对当日费用,如有疑问及时询问责任护士,报销比例以出院总清单为准。

7. 为防止跌倒及坠床,请勿穿一次性拖鞋出入病房,行动不便、老年患者在沐浴或如厕时必须有家属陪同。每张病床均配备暖水壶,请在使用后及时归位,避免烫伤。每个病房床头及卫生间配备有呼叫设备,需要帮助或有紧急情况请按呼叫器呼叫。

8.为了全体患者的利益,请陪护人员自觉遵守医院的各项规章制度,服从医护人员的管理,不得擅自动用医疗设备、翻阅病历和其他医疗文件。

(八)作息制度

详见表2-1-1。

表2-1-1　作息制度

时间	内容
06:30—07:00	起床时间,注意口腔卫生和开窗通风
08:00—09:00	晨间查房,早餐时间应在医护查房前
09:00—12:00	治疗时间,请您减少外出
13:00—14:30	午休时间,不要高声交谈、请把手机音量调小
15:00—19:00	探视时间(新冠疫情期间禁止探视)
21:00	熄灯时间

(九)饮食指导

1.消化功能正常者

(1)一日三餐。

(2)食物色香味俱全,种类多样化。

(3)鱼、肉、蛋类及青菜、水果相互搭配。

(4)富含维生素易消化的食物。

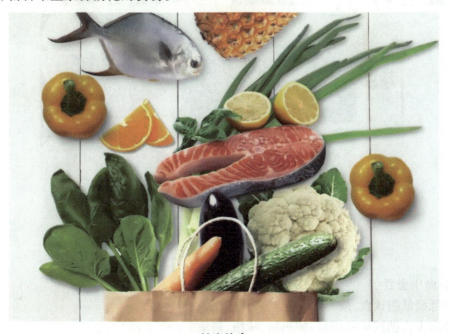

健康饮食

2. 消化不良、低热、有肠道疾病的患者

（1）容易消化咀嚼的软食。

（2）富含维生素的水果。

（3）不吃辛辣刺激的食物。

（4）少吃粗纤维蔬菜。

（5）饥饿时可适量加餐。

3. 糖尿病患者 可根据需要让护士协助订糖尿病餐。糖尿病饮食原则如下。

（1）控制每日摄入总热量，达到或维持理想体重。

（2）平衡膳食，食物选择多样化，谷类是基础。

（3）适量选择优质蛋白质。

（4）高膳食纤维。

（5）坚持少量多餐、定时、定量、定餐。

（6）多饮水，限制饮酒。

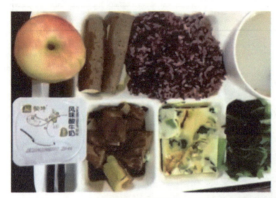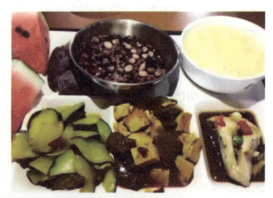

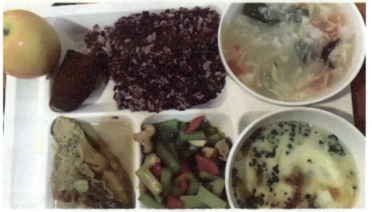

糖尿病饮食

4. 高血压患者

（1）低盐低脂饮食，应"素多荤少、多果蔬"。

（2）减少含钠调味品用量，如鸡精、味精、酱油。

（3）不吃高盐食物,如榨菜、咸菜、辣酱等腌制食物。

（4）少吃或不吃各种深加工食物,如香肠、方便面、薯片、饮料、面包。

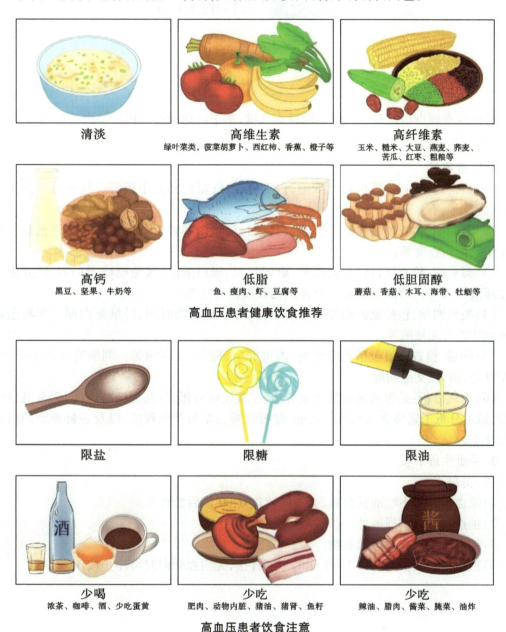

| 清淡 | 高维生素
绿叶菜类、菠菜胡萝卜、西红柿、香蕉、橙子等 | 高纤维素
玉米、糙米、大豆、燕麦、荞麦、苦瓜、红枣、粗粮等 |
| 高钙
黑豆、坚果、牛奶等 | 低脂
鱼、瘦肉、虾、豆腐等 | 低胆固醇
蘑菇、香菇、木耳、海带、牡蛎等 |

高血压患者健康饮食推荐

| 限盐 | 限糖 | 限油 |
| 少喝
浓茶、咖啡、酒、少吃蛋黄 | 少吃
肥肉、动物内脏、猪油、猪肾、鱼籽 | 少吃
辣油、腊肉、酱菜、腌菜、油炸 |

高血压患者饮食注意

（十）用药指导

若患者日常口服有特殊药物,如:阿司匹林肠溶片、利血平、二甲双胍等药物,入院时需告知主管医生或责任护士,由主管医生决定是否暂停用药,以免影响检查和手术安排。

第二节　术前指导

一、术前检查

具体检查地点以检查预约单上的地点为准,本书以河南省人民医院内的地点为例。

(一)血液检查

1. 检查项目

(1)血常规:检查项目包括红细胞、白细胞、血红蛋白和血小板等。判断是否存在感染、贫血等。

(2)肝功能:检查项目包括胆红素、白蛋白、球蛋白和转氨酶等。判断肝细胞是否存在损伤及损伤程度等。

(3)肾功能:检查项目包括血肌酐、血尿素氮、尿白蛋白、尿免疫球蛋白 G、尿分泌型免疫球蛋白 A 等。判断肾脏是否存在损伤及损伤程度等。

(4)凝血四项:包括凝血酶原时间、活化部分凝血活酶时间、纤维蛋白原。判断患者的凝血功能有无缺陷等。

(5)病毒:检查项目包括乙型肝炎、丙型肝炎、梅毒、艾滋病等。判断有无乙型肝炎、丙型肝炎、梅毒、艾滋病等。

(6)血气分析:是指动脉血液中氧分压、二氧化碳分压,以及血液酸碱度、碳酸氢盐等参数,通过分析了解肺通气与换气功能、呼吸衰竭类型与严重程度,以及各种类型的酸碱失衡状态。

2. 采血注意事项

(1)静脉采血

1)采血前一天不吃油腻食物,必要时凌晨 0:00 以后禁食水。

2)抽血前不做剧烈运动。

3)抽血时不穿衣袖过紧衣物。

4)抽血后轻压抽血部位 3~5 min,不能揉搓,无出血倾向时可停止按压。

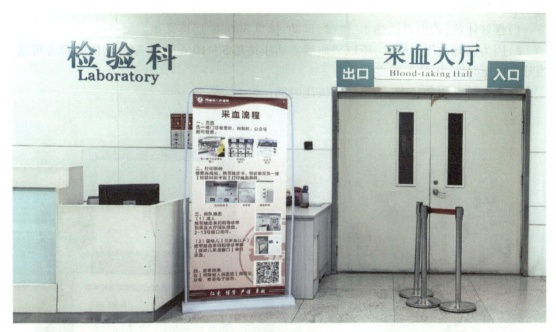

急诊检验科

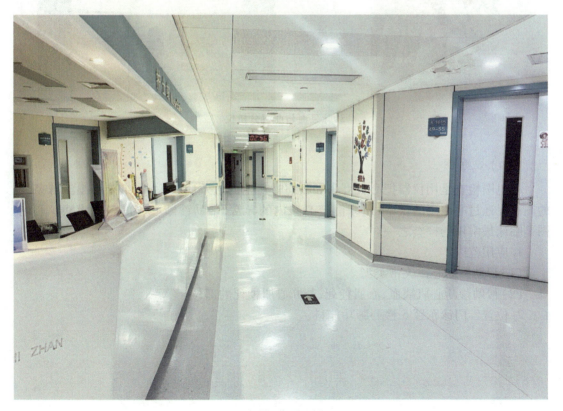

2 号楼 10 楼病房

（2）动脉采血

1）摆好体位，若患者饮热水、洗澡、运动，休息 30 min 后再采血。

2）因为动脉血压力较大，所以采血后需加压按压 5～10 min，有凝血功能障碍者可适当延长按压时间，以防形成血肿。

3）如有特殊用药患者，适当延长按压时间。

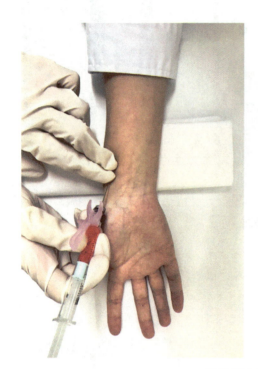 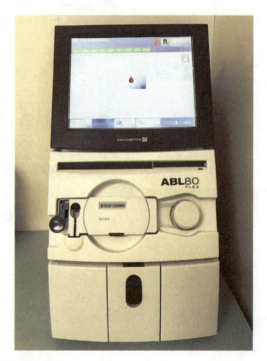

动脉采血与血气分析仪

（二）心电图

心电图检查是用仪器把心脏舒张和收缩时产生的电效应放大，在纸上画出波状条纹的图形。通过心电图的观察，用来测定心肌内的异常，帮助诊断心脏的各种疾病。心电图是临床最常用的检查之一。

1. 应用范围

（1）帮助诊断心律失常类型。

（2）帮助诊断心肌缺血、心肌梗死、判断心肌梗死的部位。

2. 位置　门诊东区 6 楼心肺功能科。

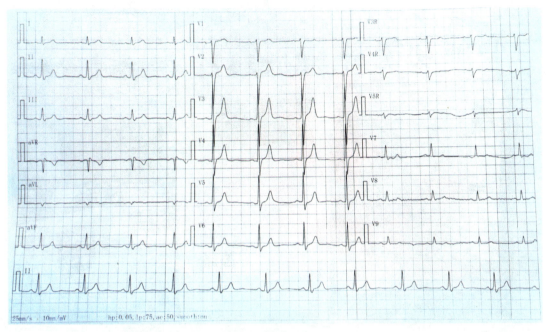

心电图

（三）肺功能

肺功能检查是临床上胸、肺疾病及呼吸生理的重要检查内容。对于早期检查出肺和气道病变、诊断气道病变的部位、鉴别呼吸困难的原因、评估胸肺手术的耐受力、评估劳动强度及耐受力等,均有重要的临床指导意义。

1.注意事项　检查时用嘴尽可能地包住口含嘴,不可漏气,配合操作者的口令,及时做出呼气和吸气动作,此项检查饮食不受限制。

2.位置　门诊东区6楼心肺功能科。

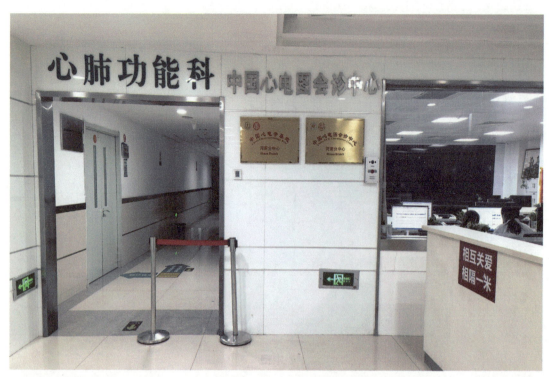

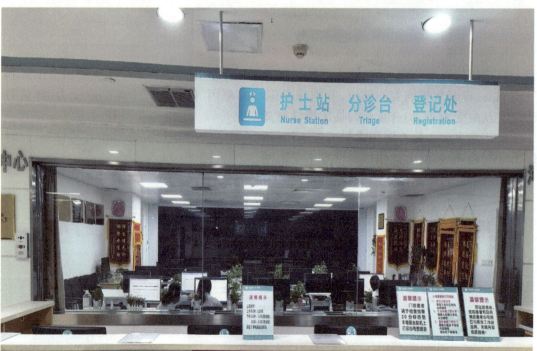

门诊心肺功能科

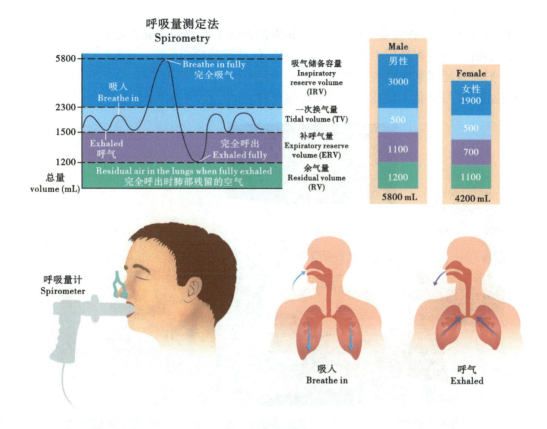

肺功能检查

(四)活动平板试验

活动平板试验又称心电图运动试验,是心电图负荷试验中最常见的一种,故又称运动负荷试验,它是目前诊断冠心病最常用的一种辅助手段。其优点是运动中便可观察心电图的变化。

1. 应用范围

(1)协助诊断冠心病,并对无症状者筛选有无隐性冠心病。

(2)评估冠状动脉狭窄的严重程度,筛选高危患者以便手术治疗。

(3)测定冠心病患者心脏功能和运动耐量,以便客观地安排患者的活动范围和锻炼强度,为制定康复训练计划提供依据。

2. 位置 门诊东区6楼心肺功能科。

(五)彩色多普勒超声

彩色多普勒超声(彩超)一般是用自相关技术进行多普勒信号处理,把自相关技术获得的血流信号经彩色编码后实时地叠加在二维图像上,即形成彩色多普勒超声血流图像。它是医生根据患者的症状表现和相关实验室检查结果怀疑其存在某方面疾病时进一步明确诊断的一种检查方法。

1.注意事项

(1)肝脏、胆囊检查需要空腹 6～8 h,胆囊检查前 1 d,避免油腻食物摄入。

(2)心脏彩超检查过程中要适当放松心情,保持平静呼吸。

(3)妇科及泌尿系统检查需憋尿。

2.位置　2 号楼负 1 楼或门诊负 1 楼超声科。

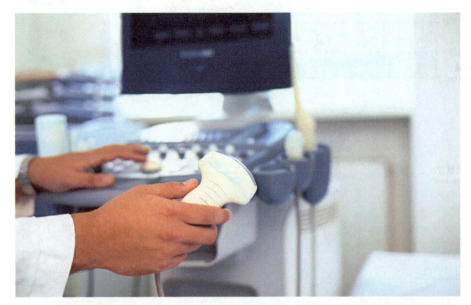

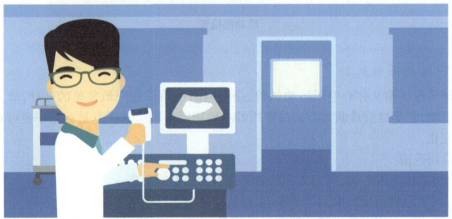

超声

(六)X 射线(胸片)

胸片是利用 X 射线穿透胸部并在胶片或荧光屏上成像的一种影像诊断技术。常用于检查胸廓(包括肋骨、胸椎、软组织等)、胸腔、肺组织、纵隔、心脏等部位疾病的一种方法。

1.注意事项

（1）特殊人群婴幼儿慎做，孕妇禁做此检查。

（2）检查者勿带金属物品。

（3）复诊时请带以往胸片，以便对照。

2.位置　2号楼1楼或门诊负1楼放射科。

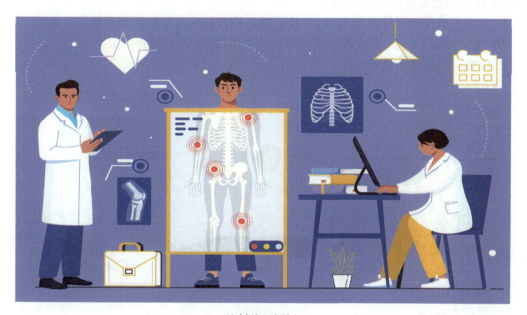

X射线(胸片)

（七）CT

CT是一种功能齐全的病情探测仪器，它是电子计算机X射线断层扫描技术的简称，包括CT平扫和增强CT。两者的区别主要在于检查方式和检查精确度的不同。CT平扫是指静脉内不注射含碘造影剂的扫描，而增强CT做之前需要从静脉注射造影剂，可以更加准确、直观地判断占位性病变的性质。

1.注意事项

（1）CT平扫

1）患者需去除所有带金属的衣裤、物品和饰品。

2）检查时要求患者身体尽量不要乱动。

3）胸腹部平扫要求患者配合吸气、呼气动作。

（2）增强CT

1）孕妇、碘过敏者、严重甲状腺功能亢进者、限碘治疗期的患者禁止做此项检查。

2）婴幼儿或不配合检查者，检查前应采取药物镇静。

3）患者需去除所有带金属的衣裤、物品和饰品。

4）检查前需要患者空腹6 h，检查前1周禁止胃肠钡造影。

5）检查前需要根据患者病情备用 400～800 mL 温开水。

6）肠道检查要清洁肠道,提前灌肠或口服泻药。

7）肾功能正常的糖尿病患者不必停用二甲双胍,造影前携带肾功能检查结果,但使用造影剂后应在医生的指导下停用二甲双胍 48～72 h,复查肾功能正常后可继续用药。

8）肾功能异常的患者,使用造影剂前 48 h 应暂时停用二甲双胍,之后还需停药 48～72 h,复查肾功能正常后可继续用药。

9）盆腔检查要憋尿使膀胱充盈,女性已婚者检查前应前往妇科填塞纱布 3 块。

10）做完增强 CT 后,受检者应适当增加饮水量,促进造影剂的排出。

2.位置　门诊负 1 楼 CT 室。

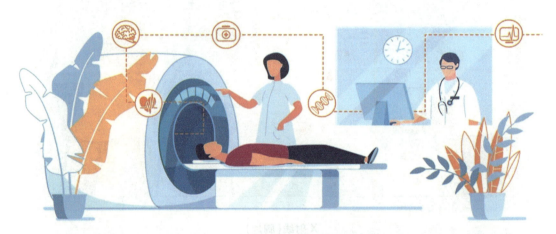

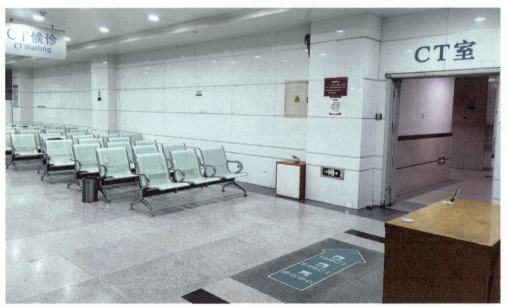

CT——脏器神探

（八）PET-CT

正电子发射计算机断层显像（positron emission tomography computed tomography，PET-CT），是一种将 PET（功能代谢显像）和 CT（解剖结构显像）两种先进的影像技术有机结合在一起的新型影像设备。常用于早期诊断及鉴别诊断恶性肿瘤或病变，进行精确的肿瘤临床分期，有利于指导和调整临床治疗方案。

1. 注意事项

（1）检查前注意休息，禁酒、禁做剧烈运动或者长时间运动，清淡饮食。

（2）检查前禁食任何食物 4~6 h，禁饮含糖饮料，可饮白开水，禁输葡萄糖注射液 2 h。

（3）注射药物后需安静休息，保持体内低代谢水平，以免影响诊断。

（4）如果患者近 1 周内做过胃镜、肠镜、气管镜、钡餐、穿刺等，请说明以便合理安排检查时间，以免影响检查结果的准确性。

（5）当天早上需测空腹血糖，血糖<11.1 mmol/L 方可进行。

（6）妊娠期、哺乳期女性，白细胞低于 $2.0×10^9$/L 者，须提前告知医生。

（7）检查后 16 h 内请勿接触孕妇及儿童，尽量多饮水。

2. 位置　门诊西区影像中心负 1 楼核医学科。

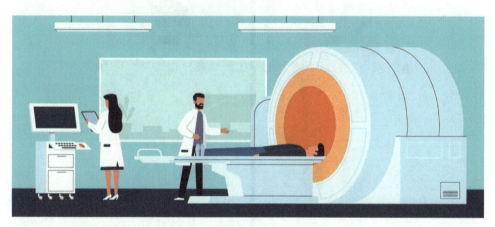

PET-CT

（九）全身骨显像

全身骨显像（whole body bone imaging），又称骨扫描，是一种全身性骨骼的核医学影像检查。检查前需要注射放射性药物，待骨骼充分吸收（2~3 h），再接受放射性的仪器探测，一般来说全身骨显像比 X 射线检查发现病灶要早 3~6 个月。

1. 适应证

（1）原发性骨肿瘤和转移的早期诊断。

（2）检查原因不明的骨痛。

（3）选择骨骼病理组织学检查部位。

2. 注意事项

（1）全身骨显像检查不受进食影响。

（2）提前预约,按预约时间到检查地点注射造影剂。

（3）检查前摘除身上的金属物品。

（4）检查完毕后多饮水,促进造影剂的排出。

3. 位置　门诊西区负1楼核医学科。

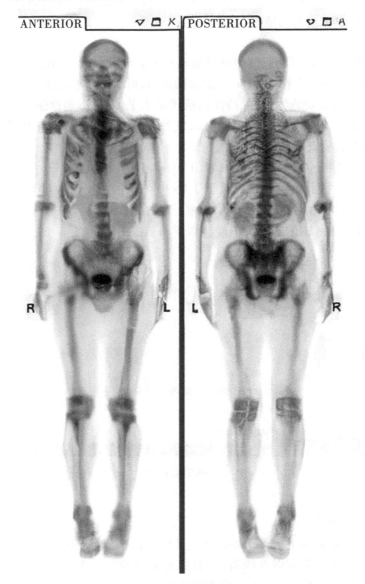

ECT——全身骨显像

（十）MRI

磁共振(magnetic resonance imaging, MRI)利用核磁共振原理的最新医学影像新技术,对脑、甲状腺、肝、胆、脾、肾、胰、肾上腺、子宫、卵巢、前列腺等实质器官以及心脏和大血管有绝佳的诊断功能。与其他辅助检查手段相比,核磁共振具有成像参数多、扫描速度快、组织分辨率高和图像更清晰等优点，可帮助医生"看见"不易察觉的早期病变，已经成为肿瘤、心脏病及脑血管疾病早期筛查的利器。

1. 注意事项

（1）体内留有金属物品者不宜接受 MRI。

（2）妊娠 3 个月内者除非必须，不推荐进行 MRI 检查。

（3）带有心脏起搏器者不能进行 MRI 检查，也不能靠近 MRI 设备。

（4）检查前摘除身上的金属物品。

2. 位置　2 号楼 1 楼磁共振室。

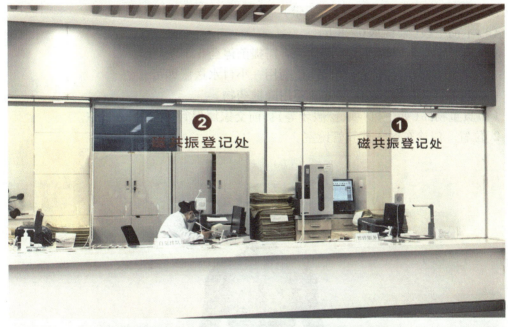

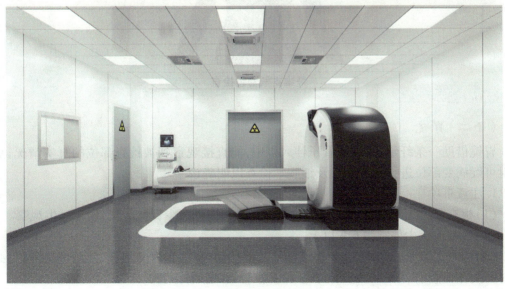

磁共振（MRI）

（十一）纤维支气管镜检查

纤维支气管镜检查简称纤支镜检查,是将细长的支气管镜,经鼻/口伸入下呼吸道,直接观察气管和支气管的病变,并进行相应的检查和治疗。

1. 注意事项

(1)预约时需要携带的检查结果:胸部 CT 片、血液检查结果(血常规、凝血、病毒等)、心电图、核酸结果、心脏超声(70 岁以上患者)、麻醉评估单、手术风险评估表、手术安全核查表。

(2)检查时需要携带的药品:生理盐水(500 mL)1 袋、利多卡因 4 支、去甲肾上腺素 1 支、凝血酶冻干粉 1 支(不活检可不带)。

(3)术前空腹(禁食水 6 ~ 8 h)。

(4)口服抗凝药或抗血小板药物患者需提前停药 3 d 以上。

(5)高血压患者检查当天晨起降压药用一小口水送服即可。

(6)糖尿病患者检查当天晨起暂不用降糖药物。

(7)贵重物品(如手机/项链/假牙等)提前交家属保管,不得带入诊室。

2. 位置　门诊东区 3 楼气管镜室。

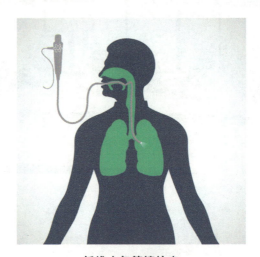

纤维支气管镜检查

（十二）胃镜

胃镜借助一条纤细、柔软的管子伸入胃中,能直接观察到被检查部位的真实情况,更可对可疑病变部位进行病理活检及细胞学检查以明确诊断。

1. 注意事项

(1)检查前一天禁烟,以免因咳嗽影响插管;禁烟可减少胃酸分泌,便于医生观察。

(2)检查前至少要空腹 6 h 以上。

(3)为了消除紧张情绪,减少胃液分泌及胃蠕动,驱除胃内的泡沫,使图像更清晰,必要时医生在检查前 20 ~ 30 min 给予患者镇静剂、解痉剂等药物。

（4）为了使胃镜能顺利地通过咽部,做胃镜检查前应配合服药。已做钡餐检查者必须在钡餐检查 3 d 后再做胃镜检查。

2.位置门诊东区 3 楼消化内镜中心。

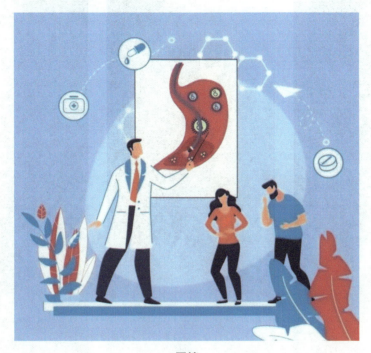

胃镜

（十三）上消化道造影

上消化道造影是消化道疾病常用的检查方法,检查的部位包括咽、食管、胃和十二指肠。造影前遵医嘱吞入造影剂,最常用是钡剂(硫酸钡),加入阿拉伯胶制成钡胶糊糊剂,有时加上发泡剂进行双重比对,能更清楚显示消化道内微小病变。食管术后复查常用泛影葡胺,吞入泛影葡胺前需进行碘过敏试验,皮试阴性者方可进行检查。

1.注意事项

（1）需停用影响造影或胃肠功能的药物。

（2）检查前一天晚餐素食,晚餐后禁食。

（3）检查当日晨起后禁食水。

（4）检查项目较多时,最后做此项检查,以免影响其他检查项目。

2.位置　2 号楼 1 楼或门诊负 1 楼放射科。

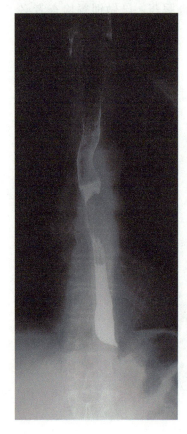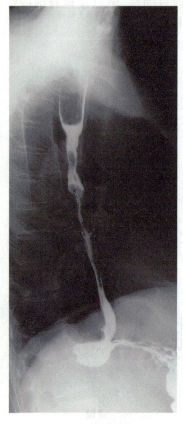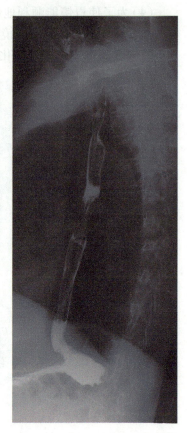

上消化道造影

二、术前康复指导

患者入院后,由主管医生、责任护士和呼吸治疗师根据术前评估结果,制定个体化康复训练方案,患者应每日训练,以提升肺功能和运动耐力,加速康复进程。以下为几种常见的康复训练方式。

(一)呼吸功能训练

1. 有效咳嗽　患者取坐位或半卧位,身体前倾,深吸气后屏气 3 ~ 5 s,用力做爆破性咳嗽,将气道内的分泌物或者异物咳出。

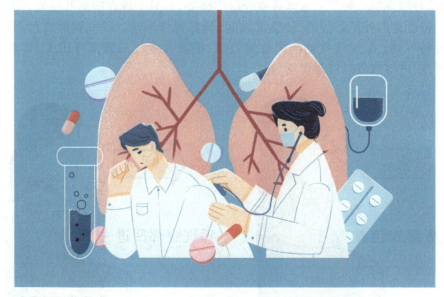

有效咳嗽

有效咳嗽指导视频

2. 缩唇呼吸训练　首先闭口用鼻吸气,然后呼气时将嘴唇缩成口哨状或鱼嘴状,使气体通过缩窄的口型缓慢呼出。吸气与呼气时间之比1:2,要尽量做到深吸慢呼,通过增加呼气阻力使支气管内保持一定压力,防止支气管及小支气管壁塌陷,并减少肺内残气量。

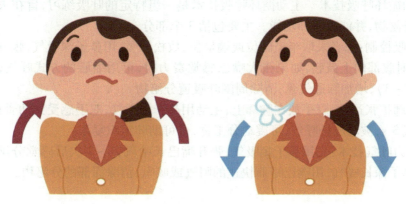

缩唇呼吸训练

3.腹式呼吸训练　吸气采取仰卧或舒适的坐姿,一只手放在腹部肚脐处,放松全身,吸气,最大限度地向外扩张腹部,使腹部鼓起,胸部保持不动。呼气腹部自然凹进,向内收,胸部保持不动。最大限度地向内收缩腹部,把所有废气从肺部呼出去,要求经鼻吸气,从口呼气,呼气吸气时应缓慢均匀。

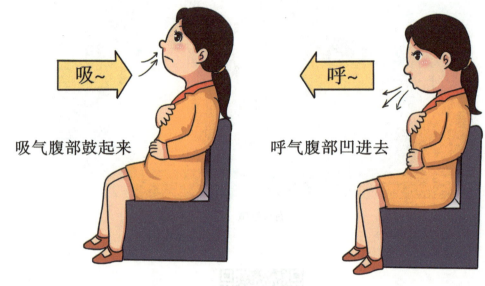

吸气腹部鼓起来　　　　呼气腹部凹进去

腹式呼吸训练

缩唇呼吸训练+腹式呼吸训练视频

4.主动循环呼吸技术　主动循环呼吸技术是一组特定的呼吸练习,旨在去除支气管中多余的分泌物,并能改善肺功能。主要包括3个部分。

(1)呼吸控制:患者采取半坐卧位或端坐位,放松呼吸,用鼻子深吸气,张开嘴巴慢慢吐气,吸气时腹部向上鼓起,如果张大嘴巴感觉费力时,可用缩唇的方式呼气,吸气呼气比为1:(2~3),增加肺通气量,清除周围呼吸道分泌物。

(2)胸廓扩张运动:双手放在胸廓上,主动用鼻子深吸气,双手感受到肋骨向外扩张,吸气末屏气3 s,被动放松呼气,可震动分泌物,也可助肺组织复张。

(3)用力呼气技术:先用鼻子短吸气,张开嘴巴长哈气,1~2次后感觉分泌物到达大气道后用鼻子深长吸气,用嘴巴短而快速的呵气或咳嗽,清除深部的分泌物。

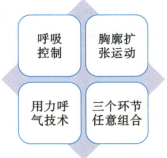
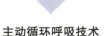

主动循环呼吸技术

主动循环呼吸技术视频

5.激励式肺量计训练(以吸气肌训练器为例)

吸气时,肋间外肌和膈肌收缩,使胸廓的前后径和上下径都增大。而胸廓扩大,肺也随着扩张,肺的容量增大。通过多组吸气、呼气的训练,肺部肌肉得到有效合理的用力和放松,从而达到锻炼肺部肌肉的目的,帮助患者恢复肺功能。

要领:根据患者年龄设置目标容积,患者取坐位,正常呼气后用嘴含紧吸气嘴,经口缓慢低流速深吸气,吸气时腹部鼓起,目测浮标处于中间笑脸位置,屏气2~3 s,然后移开吸气嘴,缩唇慢呼气。

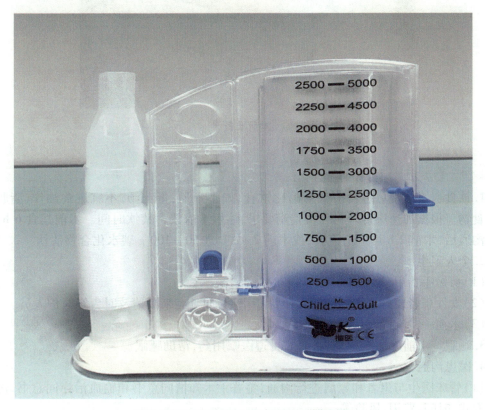

激励式肺量计训练(以吸气肌训练器为例)

（二）运动训练

在呼吸治疗师的陪同下进行爬楼梯训练,运动过程中采用缩唇呼吸的方法调整呼吸方式。稍感气促时,可坚持训练;若出现明显的呼吸困难,可稍做休息,待呼吸困难缓解后继续训练。

三、术前准备

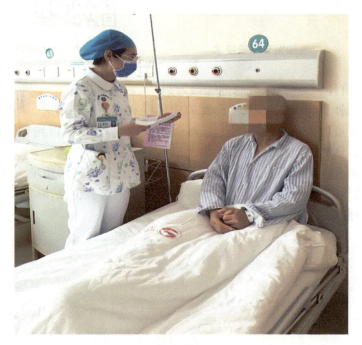

术前准备

（一）手术前一日

1. 饮食　术前晚可进食清淡易消化饮食,如小米粥、蛋花汤,不宜进食油炸、脂肪及肉类食物。根据加速康复外科相关指南要求,缩短术前禁食禁饮时间。术前禁食 6 h,与医生沟通后,术前 2 h 可进清流食,或术前 2~3 h 进 50~100 g 碳水化合物清饮。

2. 个人卫生

（1）剪短手指甲,男性患者剃胡须。

（2）女性患者梳好头发,不化妆,不涂指甲油;如月经来潮请及时告知医护人员。

（3）术前一日洗澡时请注意预防感冒。

3. 睡眠　术前晚注意休息,必要时可遵医嘱用药,帮助睡眠。

4. 医患沟通

（1）管床医生与患者和家属进行沟通,签署手术知情同意书和输血治疗同意书,沟通手术方式、时间、费用、风险等。

（2）麻醉医师术前到病房对患者进行麻醉访视，根据患者情况及检测结果，对手术耐受能力做出全面评估。

5. 其他配合要点

（1）术前需抽取手术配血，以备术中用血；抽取动脉血了解动脉氧分压情况。

（2）术前需取下活动性义齿（避免麻醉时肌肉松弛脱落阻塞气道）、金属物品等，交予家属妥善保管。

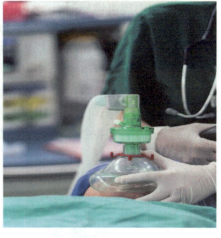

麻醉评估

（二）手术当日配合

1. 手术当日患者可正常洗漱并更换手术衣。手术衣内不穿内衣、内裤，上衣前后反穿。

2. 第一台手术患者，禁食水。非第一台手术患者，遵医嘱可于术前 4 h 饮少量碳水化合物清饮，或者给予静脉输液。

（1）术前禁食水的重要性：手术患者术前禁食水是为了麻醉诱导时能够将胃内容物排空，从而预防麻醉期间发生反流和误吸等情况。

（2）术前禁食水期间可能发生的不良反应

1）口干舌燥、饥饿感明显。

2）血容量不足、电解质紊乱。

3）产生烦躁、紧张、焦虑等不良情绪。

4）术后血糖高，出现胰岛素抵抗情况。

5）增加术后应激反应，增加术后并发症发生率。

（3）应对措施

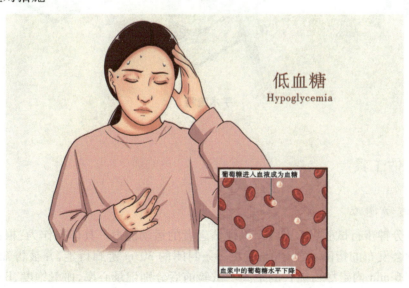

低血糖

1）当您出现饥饿感时，请告知医护人员，必要时适当补液。

2）出现低血糖症状时，如心悸、大汗、饥饿、神志改变，请立即通知医护人员，尽早处理，避免危害生命，糖尿病患者尤其需要关注。

3.日常服药注意事项

（1）降糖药：术前糖尿病患者空腹血糖控制在 8.0 mmol/L 以内，餐后血糖 10.0 mmol/L 以内，术日晨降糖药可暂不服用。

（2）降压药：根据手术当日血压数值确定是否服药，如需服药，请遵医嘱，饮水量不超过 20 mL。

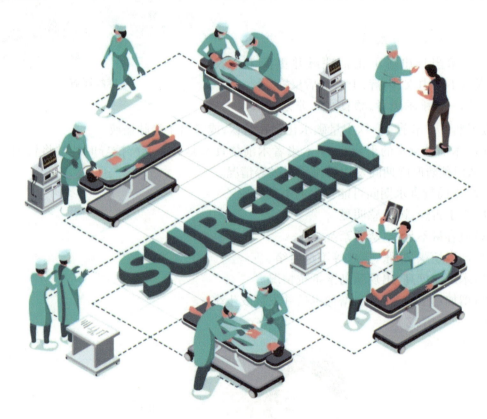

手术流程

四、评估工具

（一）运动能力

根据 6 分钟步行试验（6MWT）结果评估患者的运动能力。具体操作为：根据 2002 年美国胸科学会发布的指南，要求参与者在一条封闭的 30 m 走廊行走，并被告知以尽可能快的速度在 6 min 内走尽可能长的距离。试验前后分别记录心率、血氧饱度、Borg 呼吸困难量表得分以及步行距离。见表 2-2-1。

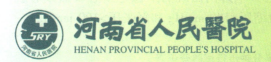

6分钟步行试验

6MWT即患者在平直坚硬的走廊内6 min行走的最大距离，评价心功能及抗心衰药物的运用疗效以整体评价机体的反应，包括肺部、心血管、血液系统、神经肌肉系统。

1.6MWT最主要适应证：用以评价中、重度心肺疾病患者的治疗疗效，另外还可用于评价患者基线运动功能情况。
(1)治疗前后疗效观察：肺移植、肺切除术、肺叶部分切除术、慢性阻塞性肺疾病、肺动脉高压、心力衰竭。
(2)运动功能状态(单独测量)：慢性阻塞性肺疾病、肺纤维化、心力衰竭、周围血管病、纤维肌痛综合征、各类老年患者。
(3)预后评价：心力衰竭、慢性阻塞性肺疾病、肺动脉高压。

2.6MWT禁忌证包括：
(1)绝对禁忌证：近1个月出现过不稳定型心绞痛或心肌梗死。
(2)相对禁忌证：静息心率>120次/min，收缩压>180 mmHg，舒张压>100 mmHg，还有阻塞性心瓣膜病、关节病、神经系统疾病。

3.6MWT试验方法：
环境：
(1)没有交通障碍的连续的跑道。
(2)最小直线长度以25 m为限，可以30 m。
(3)距离标记(每3 m一处醒目标记)，掉转方向标志。
方法：
(1)受试者听到开始口令后立即开始步行。
(2)需要时工作人员可以在受试者身后轻轻步行。
(3)定时告知剩余时间。
(4)给予一些标准的鼓励性话语。

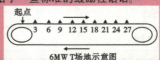

6MWT场地示意图

4.测试结束时，做标记，测量长度，记录步行距离；患者在平直坚硬的走廊内6 min行走的最大距离(6分钟步行距离–6MWT)；记录SpO_2、HR、R、BP、受限症状和Borg。试验结束，受试者至少应在检查室休息15 min。

5.终止6MWT的指证：
①胸痛；②下肢痉挛难；③难以忍受的呼吸困难；④步履蹒跚；⑤冒虚汗；⑥面色苍白；⑦SpO_2下降，低于85%；⑧患者无法耐受。
6.6MWT的参考值:正常值差异大、重叠多、影响因素多，健康人一般400~700 m。1级少于300 m，2级为300~374.9 m，3级为375~449.5 m，4级超过450米。级别越低心功能越差。达到3级与4级者，可说心脏功能接近或已达到正常。

6 分钟步行试验（6MWT）

禁忌证分为两类。①绝对禁忌证：近 1 个月内出现的不稳定型心绞痛或心肌梗死；②相对禁忌证：静息心率>120 次/min，收缩压>180 mmHg 和舒张压>100 mmHg。

表 2-2-1　6 分钟步行试验登记表

试验前	心率(次/min)：	血压(mmHg)：	呼吸频率(次/min)：	SpO_2(%)：
试验后	心率(次/min)：	血压(mmHg)：	呼吸频率(次/min)：	SpO_2(%)：
6 min 步行距离(m)：(　　　)m			是否完成试验：是否	
试验后症状：□1 胸痛　□2 难以忍受的呼吸困难　□3 下肢痉挛　□4 步履蹒跚　□5 出冷汗　□6 面色苍白(出现以上任意情况需终止试验)				
Borg 呼吸困难评分标准		该患者试验前得分(　　)分　试验后得分(　　)分		
0 分	完全没有(“没事”代表您没有感觉到任何费力，没有肌肉劳累，没有气喘吁吁或呼吸困难)			
0.5 分	刚刚感觉到(非常微弱，刚刚有感觉)			
1 分	非常轻微(“很微弱”代表很轻微的费力。按照自己的步伐，愿意走更近的路程)			
2 分	轻微(“微弱”)			
3 分	中等(代表有些但不是非常的困难。感觉继续进行是尚可的、不困难的)			
4 分	稍微严重			
5 分	严重(“强烈~严重”非常困难、劳累，但是继续进行不是非常困难。该程度大约是“最大值”的一半)			
6 分	5~7 之间			
7 分	非常困难、劳累，但是继续进行不是非常困难(该程度大约是“最大值”的一半)			
8 分	7~9 之间			
9 分	非常非常严重(几乎达到最大值)			
10 分	最大值(“极其强烈~最大值”是极其强烈的水平，对大多数人来讲这是他们以前生活中所经历的最强烈的程度)			

(二)营养状态

NRS2002 评分主要根据疾病状态、营养状态和年龄进行评分，见表 2-2-2。

表 2-2-2 营养风险筛查 NRS2002

1. 疾病严重程度评分	评 1 分：□一般恶性肿瘤□髋部骨折□长期血液透析□糖尿病□慢性疾病（如肝硬化、COPD） 评 2 分：□血液恶性肿瘤□重度肺炎□腹部大手术□脑卒中 评 3 分：□颅脑损伤□骨髓移植□重症监护患者（APACHE>10）
	若不符合上述明确诊断者，按以下标准进行疾病严重程度评分： 评 0 分：□正常营养需要量 评 1 分：□慢性病患者因出现并发症而住院治疗。患者虚弱但不需卧床。蛋白质需要量略有增加，但可以通过口服来补充 评 2 分：□卧床患者，如大手术后。蛋白质需要量相应增加，但大多数仍可通过人工营养得到恢复 评 3 分：□患者在加强病房中靠机械通气支持。蛋白质需要量增加而且人工营养支持不足以弥补，但是通过适当的人工营养可以使蛋白质分解和氮丢失明显减少
2. 营养受损状况评分	评 1 分：□近 3 个月体重下降>5%，或近 1 周内进食量减少 1/4 ~ 1/2 评 2 分：□一般情况差，或近 2 个月体重下降>5%，或近 1 周内进食量减少 1/2 ~ 3/4 评 3 分：□BMI<18.5 且一般情况差，或近 1 个月体重下降>5%，或近 1 周内进食量减少>3/4，或近 3 个月体重下降>15%
3. 年龄评分	评 0 分：□年龄≤70 岁 评 1 分：□年龄>70 岁
评分说明	营养筛查评分 = 1+2+3 评分<3 分，无营养风险，1 周后复评 评分≥3 分，存在营养风险，需制定营养计划
得分	（ ）分

（三）心理状态评估

患者入院后由责任护士使用华西心情指数问卷进行心理状态评估，见表 2-2-3。

表 2-2-3 华西心情指数问卷（HEI）

项目	完全没有	偶尔	一部分时间	大部分时间	全部时间
（1）情绪低落到无论怎样都无法开心？	0	1	2	3	4
（2）对什么事情都没有兴趣？	0	1	2	3	4
（3）过于紧张	0	1	2	3	4
（4）控制不住的担忧或担心？	0	1	2	3	4
（5）不安以致难以平静下来？	0	1	2	3	4
（6）害怕再次突然出现严重恐惧或惊恐感？	0	1	2	3	4
（7）责怪自己？	0	1	2	3	4

续表2-2-3

项目	完全没有	偶尔	一部分时间	大部分时间	全部时间
(8)感觉生活没有希望?	0	1	2	3	4
(9)活着没意思?	0	1	2	3	4

总分数:＿＿＿＿＿＿　　列分数:＿＿＿+＿＿＿+＿＿＿+＿＿＿+＿＿＿

(10)您觉得您最近一个月的不良情绪(焦虑、抑郁等)对您生活的影响是以下哪种情况:(　　)

A.无影响　B.影响很小　C.有一些影响　D.影响较大　E.影响很大

(11)在最近一个月中,导致您上述各种情绪问题(如心情不好、担忧等)主要原因是(可多选):(　　)

A.身体健康问题(如疼痛、长期慢性疾病:糖尿病、哮喘、高血压病、手术、肿瘤放化疗等)

B.恋爱婚姻家庭问题(如亲人去世、家庭成员遭受疾病困扰、恋爱或婚姻失败、子女难以教育等)

C.职业或学业问题(升学压力、经济问题、职业压力等)

D.人际关系紧张

E.其他＿＿＿＿＿＿＿

计分方法:1~9题从完全没有到全部时间分别计0~4分;若1~9题总分≥9分,则出现10、11题,否则10、11题不出现。

(四)VTE风险评估

见表2-2-4。

表2-2-4　Caprini静脉血栓风险评估表

VTE高危评分(基于Caprini模型)			
高危评分	病史	实验室检查	手术
1分/项	年龄41~60岁 肥胖(BMI≥25) 异常妊娠 妊娠期或产后(1个月) 口服避孕药或激素替代治疗 卧床的内科患者 炎症性肠病史 下肢水肿 静脉曲张 严重的肺部疾病,含肺炎(1个月内) 肺功能异常,COPD 急性心肌梗死 充血性心力衰竭(1个月内) 败血症(1个月内) 大手术(1个月内) 其他高危因素		计划小手术

续表 2-2-4

VTE 高危评分(基于 Caprini 模型)			
高危评分	病史	实验室检查	手术
2 分/项	年龄 61～74 岁 石膏固定(1 个月内) 患者需要卧床大于 72 h 恶性肿瘤(既往或现患)		中心静脉置管 腹腔镜手术(＞45 min) 大手术(＞45 min) 关节镜手术
3 分/项	年龄≥75 岁 深静脉血栓/肺栓塞病史 血栓家族史 肝素引起的血小板减少 HIT 未列出的先天或后天血栓形成	抗心磷脂抗体阳性 凝血酶原 20210A 阳性 凝血因子 V Leiden 阳性 狼疮抗凝物阳性 血清同型半胱氨酸酶升高	
5 分/项	脑卒中(1 个月内) 急性脊髓损伤(瘫痪)(1 个月内)		选择性下肢关节置换术 髋关节、骨盆或下肢骨折 多发性创伤(1 个月内)
总分			
合计评分			

第三节　胸外科手术介绍

一、肺移植

肺移植(lung transplantation)是切除患有严重疾病的肺组织,将因其他原因死亡的器官捐献者的健康肺组织移植于患者的胸腔内,对于肺功能严重受损,经内科药物治疗及一般外科手术治疗效果差或无效,肺部疾病严重影响患者日常活动但无其他重要脏器功能衰竭者,预期寿命为 1～2 年的终末期肺疾病患者实施的唯一治疗方式。

肺移植宣教

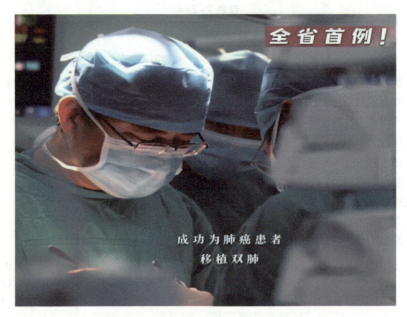

河南省人民医院完成全省首例双肺移植

（一）适应证

慢性阻塞性肺疾病（chronic obstructive pulmonary disease，COPD）、特发性肺间质纤维化（idiopathic pulmonary interstitial fibrosis，IPF）、肺囊性纤维化（pulmonary cystic fibrosis，CF）、α-1 抗胰蛋白酶缺乏，特发性肺动脉高压（idiopathic pulmonary arterial hypertension，IPAH）等。

（二）手术类型

单肺移植术、双肺移植术、心肺联合移植术、活体肺叶移植术等。

1. 单肺移植术　65 岁以下无肺部感染的肺实质性疾病，如特发性肺间质纤维化、肺气肿；无可治性先天性心脏病伴继发性肺动脉高压；无严重心力衰竭的肺血管疾病者。

2. 双肺移植术　60 岁以下肺囊性纤维化、严重疱性肺气肿、支气管扩张及严重心力衰竭的肺血管疾病患者。

3. 心肺移植术　55 岁以下原发性肺动脉高压及不能矫正的各种先天性心脏病所致继发性肺动脉高压；晚期实质性肺疾病合并心功能不全；艾森门格综合征、原发性肺动脉高压继发严重心力衰竭、肺囊性纤维化或双侧支气管扩张所致肺脓毒性感染等。

4. 肺叶移植术　适用于儿童和体重较轻的成人（体重 20～50 kg）终末期肺疾病，主要是肺囊性纤维化患者。

河南省人民医院胸外科是河南省医学重点培育学科——胸外科学(肺移植)、河南省肺移植快速康复外科治疗工程研究中心、河南省终末期肺疾病外科工程研究中心,拥有胸外科肺移植实验室等技术平台;配备先进的仪器设备,拥有器材齐全的独立康复训练室,吸引了来自全国各地的终末期肺疾病患者。河南省人民医院胸外科科主任魏立是河南省实施肺移植手术第一人,他精湛的医术使许多患者重获新生,自由呼吸。

二、胸腔镜手术

胸外科手术实施方式分为开胸手术、胸腔镜手术(video - assisted thoracoscopic surgery,VATS)、机器人胸腔镜手术 3 种。开胸手术是传统手术,切开的范围大,还要切开几根肋骨,术后患者需要更长的时间恢复,感染的可能性较高,疼痛感也更明显。目前胸腔镜手术在我科已经成为主流,在胸壁上切 1～2 个 2 cm 左右的切口,胸腔镜器械在摄像机监视下伸入胸腔,医生通过电视屏幕借助机械手在肺部进行操作。胸腔镜手术具有创伤小、出血少、时间短、恢复快等优点,常被列为首选方案。

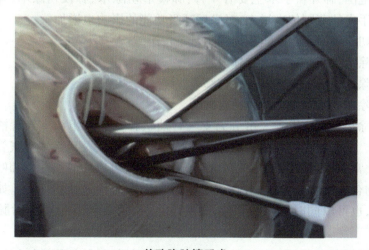

单孔胸腔镜手术

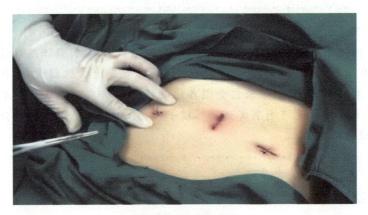

胸腔镜下纵隔肿瘤术

（一）治疗原则

完全切除肿瘤，尽可能少地切除正常组织。外科医生依据肿瘤大小、位置、是否侵犯周围组织等因素决定采取手术的方式。

（二）切除范围

根据手术范围，肺外科手术主要有 4 种：肺楔形切除术、肺段切除术、肺叶切除术和全肺切除术。手术的范围依次增大，对术后呼吸功能的影响也增加。

1. 肺楔形切除术　切除肿瘤和周围少量正常组织。

2. 肺段切除术　切除肿瘤所在肺段。

3. 肺叶切除术　切除含肿瘤的整片肺叶。

4. 全肺切除术　切除患侧肺的所有肺叶。

5. 袖状切除和隆突成形术　可分为支气管袖状肺叶切除术和支气管袖状肺动脉袖状肺叶切除术。部分肺癌患者癌变位于一个肺叶内，但已侵及局部主支气管或中间支气管，为了保留正常的邻近肺叶，避免做一侧全肺切除术，可以切除病变的肺叶及一段受累的支气管，再吻合支气管上下切端，临床上称为支气管袖状肺叶切除术。如果相伴的肺动脉局部受侵，也可以同时做部分切除，端端吻合，称为支气管袖状肺动脉袖状肺叶切除术。

> 在微创外科领域，河南省人民医院胸外科通过精准定位、肺段切除、单孔胸腔镜等技术的广泛和全面应用，累计承担了郑州市 2/3 以上的早期肺结节的微创外科手术诊治，积累了丰富的微创手术经验。

三、Tubeless 保留自主性呼吸下胸腔镜手术

Tubeless 技术是指术中通过喉罩或者面罩在保护气道不进行插管的情况下，保留患

者自主呼吸同时辅以局部麻醉、静脉镇静镇痛或者少量使用肌松剂的情况下进行胸腔镜手术。

适应证:肺大疱、肺结节、肺肿块、纵隔肿瘤、手汗症等。

> 河南省人民医院胸外科联合麻醉与围术期医学科多学科协作,成功实施多例保留自主呼吸,免气管插管、免胸管、免尿管的"三免"胸腔镜下肺癌根治术,患者术后48 h内出院。同样对手汗症、肺大疱、周围型肺结节等相对简单的胸腔镜手术,这项技术使不少患者实现了手术后自行走回病房、手术次日即可出院。践行ERAS理念,"免管微创手术"为患者带来福音。

四、电磁导航引导下胸腔镜手术

电磁导航支气管镜(electromagnetic navigation bronchoscope,ENB)是现代电磁导航技术、虚拟支气管镜技术和CT三维重建成像技术相结合的新一代支气管镜检查系统。电磁导航定位技术包括电磁导航支气管镜及电磁导航下经皮穿刺两种,而电磁支气管镜的使用又包括染色定位、矢量定位和虚拟肺图定位等,目前使用较多的是电磁支气管镜下染色定位及矢量定位。

适应证:此项技术适用于直径<1 cm或者胸膜下深度超过0.5 cm的病灶,以及难以在术中通过手指触摸定位的磨玻璃结节。在电磁导航的引导下,实现无创、实时、快速精准的标识定位。

> 河南省人民医院胸外科引进了国际上先进的LungCare电磁导航支气管镜技术并成功开展临床手术,实现快速精准定位病灶位置,并于同一手术室无缝衔接完成微创胸腔镜手术,在河南率先实现胸外科肺结节诊疗技术的一站式服务,极大提高了多发肺结节手术效率和手术精准性,在胸外科微创手术领域做出了新的重大技术进步。运用电磁导航经支气管镜实时引导系统,术前LungCare电磁导航技术仅20 s完成注册配准,在电磁导航的实时引导下可快速精准抵达病灶位置,完成肺结节染色定位后,流畅地为患者转换体位行双侧免管微创胸腔镜手术,能够在2 h内完成双侧肺癌根治术,在有力保障手术效果的同时为患者精准保留每一寸正常肺组织,3 d后患者可重返工作岗位。

五、胸腹腔镜辅助下微创食管手术

食管切除术适应证:经确诊为较早期的食管或贲门癌及部分三期食管下段癌,病变长度在5 cm之内,一般情况尚好,无远处转移,且无心、肺、肝、肾功能严重损害或其他的手术禁忌证者,对70岁以上高龄者则更应严格选择。

目前常见的食管手术也迎来了微创时代,最常见的是胸腹腔镜联合下食管肿物切除术,即从胸部打 3～4 个孔,孔径在 1～2 cm,在胸腹腔镜辅助下先把食管和肿瘤进行周围组织的游离,游离完全后再把腹部胃的周围组织游离开,切除病变部位,然后把胃做成管状胃,进入胸腔再做食管和管状胃的吻合,重建消化道,还原病人正常进食消化的路径,达到痊愈的效果。

> 河南省人民医院胸外科食管外科亚专科,拥有专业的技术人才梯队和丰富的诊疗经验,首次在全国开展机械吻合下食管癌"免管免禁"手术方式,大大减轻了患者的痛苦。长期与国内外食管癌专家团队合作,在食管癌的诊疗方面有丰富经验,患者五年生存率位居国内前列。

六、胸腔镜辅助下纵隔肿瘤手术

纵隔肿瘤一般通过手术进行治疗。在治疗过程中,常用手术方式有 2 种:开放性手术和微创性手术。具体的手术方式需要医生对疾病的实际情况进行判断和推理。

手术方式:纵隔肿瘤手术主要借助胸腔镜完成。根据胸腔镜手术入路方式,可以分为左侧、右侧和剑突下入路胸腔镜手术 3 种方式。按照手术中的操作孔数量,又可以分为三孔、两孔和单孔手术。

> 河南省人民医院胸外科已将纵隔肿瘤切除术作为常规手术开展,在胸腔镜辅助下,已完成多例复杂纵隔肿瘤切除术,获得患者一致好评。

七、保留自主性呼吸下微创气管肿瘤手术

原发性气管恶性肿瘤大多生长于软骨环与膜部交界处。良性或恶性均应手术治疗。良性肿瘤切除后,可完全治愈,恶性肿瘤若能及时彻底切除,亦能获得良好的疗效。

常规手术方式:气管节段切除+气管重建、前入路经颈切口(气管中上段)、经胸入路(气管下段)、隆突重建、主支气管和叶支气管成形术、喉气管重建术。

> 河南省人民医院胸外科完成河南首例保留自主呼吸下微创气管巨大肿瘤切除手术,在气管切除与吻合等技术方面专业技术实力强劲。

八、磁力环术

胃食管反流病(gastroesophageal reflux disease,GERD)指胃内容物反流至食管、口腔

（包括咽喉）和/或肺导致的一系列症状、终末器官效应和/或并发症的一种疾病。食管下括约肌（LES）功能异常是胃食管反流发生的重要原因。

　　磁力环手术是通过腹腔镜微创手术将抗胃食管反流植入器械（磁性括约肌增强器，又称磁力环）植入胃食管交界区食管外周，即食管括约肌的位置。这种手术是针对人体抗反流机制失效设计的磁力括约肌增强系统，通过磁珠之间互相吸引的物理作用，增强人体固有的食管下段括约肌的抗反流作用。这种手术方式不改变人体解剖结构，可放可取，通过腹腔镜操作，创伤小、恢复快，是治疗胃食管反流病的一种新的治疗方式。磁力环手术已经通过 FDA 批准，有望成为标准术式。

> 　　河南省人民医院胸外科已完成河南省首例、国内一流磁力环微创治疗胃食管反流病手术。磁力环手术的成功开展进一步提升了河南省胃食管反流的诊疗水平，大大减轻了患者的痛苦。

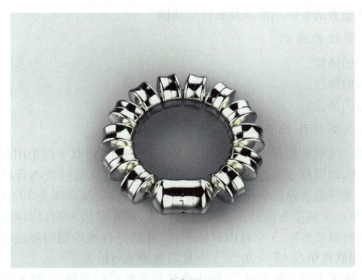

磁力环

九、其他特色手术

> 　　河南省人民医院胸外科常规开展肺大疱、手汗症、漏斗胸、气胸、脓胸等疾病的手术治疗，在胸腔镜辅助下实施手术，减轻患者痛苦，加速康复进程。常见手术方式参考胸腔镜手术章节。

第四节 胸外科术后管理

一、体位与气道管理

体位管理的原理为肺通气(V)、血流灌注(Q)和通气血流灌注比值(V/Q)主要受重力的影响,因此也受体位的影响。通气血流灌注比(V/Q)失调,不仅是引起低氧血症最常见的病理生理改变,也是肺部疾患引起呼吸衰竭最主要的机制。

(一)体位管理的目的

1. 预防卧床制动对身体所带来的负面影响。
2. 帮助主动排痰困难的患者被动清除分泌物(体位引流)。
3. 用于改善患者的心肺功能以及氧转运功能。

(二)体位管理的原则

1. 预测有效的体位。
2. 识别无效的体位。
3. 选择合适的体位。

(三)特殊疾病的体位管理

1. 气管肿瘤 气管肿瘤患者术后多采用 Pearson 体位,将双下颌角用双 10 号线缝至前胸皮肤 2~3 周,以限制颈部过多活动,同时防止颈部过度后仰致吻合口张力过高,造成吻合口断裂。术毕患者返回病房后取高枕仰卧位,清醒后摇高床头 30°,同时指导患者保持低头姿势,不可突然抬头或仰头以及突然转头,防止缝线断裂以及吻合口损伤。患者术后 3 周左右将缝线拆除,3 个月内只能平视,并渐进性地增加伸展转动程度,睡觉时床头抬高,头部用软枕垫起 15°~30°。3 个月后逐渐练习抬头。

2. 漏斗胸 患者术后采取平卧位,待生命体征平稳后取半卧位,24 h 内禁止翻身、侧卧,钢板取出前不屈曲、不转动胸腰、不翻滚仰卧。坐位时胸背部保持挺立,下床活动时避免碰撞胸部,不可牵拉患者双上肢,以免影响钢板固定。2 个月内允许一般活动,免持重物,不猛烈地扭转上身,3 个月后可恢复正常活动,注意不做对抗性活动,1 年内避免剧烈运动(如踢足球、打篮球等)及体力活动,避免碰撞和外伤。

3. 全肺切除术 全肺切除术后视病情采取半卧位或 1/4 患侧卧位,以免压迫健侧肺,造成严重缺氧。全肺切除术后患者,胸管钳闭,观察气管位置,气管应居中或稍微偏向患侧,根据气管位置,短时开放胸管,以免纵隔过度移位。全肺切除术后,鼓励取直立的功能位,防止脊椎侧弯畸形。

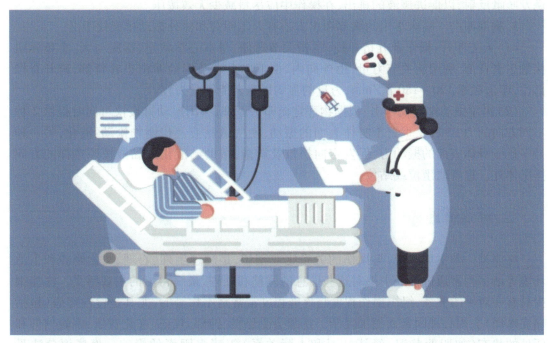

半卧位

（四）气道廓清技术

气道廓清技术是运用物理或机械方式作用于气流，以促使患者气道分泌物松动和有效咳嗽、咳痰，减轻与分泌物潴留相关并发症的一系列方法和手段的总称。实施个体化的气道廓清方案能较大程度的降低气道阻塞和痰液淤积引起的肺部感染，提高患者的活动耐力和生活质量。

气道廓清技术可有效缓解与改善气道黏液高分泌相关疾病的临床症状，临床常用的气道廓清技术包括侧卧位声门开放呼气、主动呼吸循环术、有效咳嗽、刺激咳嗽、胸部叩击等。

1. 侧卧位声门开放呼气　是一种运用侧卧位和肺容积从功能性余气量至余气量之间进行呼气，把声门打开，控制呼吸速度，以控制呼气流速度，避免气道被压扁或诱发镇咳的一种气道廓清技术。患者取侧卧位，缓慢呼气时打开声门，左侧卧位和右侧卧位时各训练 15 min。

2. 主动呼吸循环技术　将腹式呼吸、胸廓扩张运动、用力呼气运动三者进行结合，从而松动和清除呼吸道分泌物的一种治疗方法。患者取半坐卧位或端坐位。

3. 有效咳嗽　是一种人体防御和保护性的反射动作，可以帮助呼吸道清除外界侵入的异物和过多的分泌物，起到清洁和保护呼吸道的作用。此方法适用于神志清醒、一般状况良好且能够配合的患者。患者取坐位或者取俯卧屈膝位。

4. 刺激咳嗽　患者取坐位，护理人员站于患者右侧，指导患者进行深呼吸，在吸气末，用手指指腹以适度的力量按压患者环状软骨下缘与胸骨交界处，左右滑动刺激气管，诱发咳嗽反射,以促进痰液的排出,在操作中应尽量减少无效按压。

5.胸部叩击 临床常用的胸部叩击方法有人工叩背和体外振动排痰仪叩击。

(1)人工叩背:操作者五指并拢,掌指关节弯曲,呈空心掌状态,指腹与大、小鱼际肌接触患者背部,利用腕关节力量,由外向内、由下向上有节奏地叩击患者背部,避开脊椎部位,叩击频率120~180次/min,力量的强弱以患者能承受为宜。

(2)医用振动排痰仪叩击:根据物理定向叩击原理,医用振动排痰仪可同时提供2种不同方向的力,一种是垂直于身体表面的振动,使气道黏液及代谢物松动、液化,另一种是平行于身体表面的振动力,促发定向挤推及震颤,帮助已液化的黏液按照选择的方向排出体外。患者取坐位或站位。

二、疼痛管理

疼痛是一种主观感受,与损伤的关系比较密切,是病理生理、心理、文化修养和生活环境等诸多因素通过神经中枢对这些信息的调整和处理,最终得出的主观感受。疼痛很少具有一对一的关系,组织损伤程度与疼痛程度常常是不相等的,尤其是慢性疼痛(包括癌症疼痛)会因心理因素而更加复杂。疼痛会受恐惧、抑郁、焦虑、文化背景、宗教信仰和所处的状态(如职业状况、经济状况和人际关系)等诸多因素的影响。疼痛评分法见表2-4-1。

表2-4-1 疼痛评分法

序号	方法名称	评分系统
1	数字分级评分法(numeric rating scale,NRS)	6(0~5)分;11(0~10)分;21(0~20)分
2	语言等级评分法(verbal rating scale,VRS)	无痛;轻度痛;中度痛;重度痛
3	视觉模拟评分法(visual analog scale,VAS)	0~100;0~10
4	面部表情评分法(faces rating scales,FRS)	6个面部表情

(一)胸部手术主要引起疼痛因素

1.切口疼痛,皮肤及皮下组织缝合局部受牵拉引起疼痛。

2.术后胸腔改变和胸膜粘连等刺激因素下,会造成肺部针刺样疼痛。

3.活动时伤口的撕裂痛。

4.组织缺血缺氧、平滑肌痉挛、紧张、焦虑等。

(二)镇痛措施

1.有效半卧位,可减少切口张力,使膈肌下移,利于呼吸。一般术后2h患者病情稳定、生命体征平稳者,可改为半卧位,床头摇高30°~50°,床尾摇高10°~20°。

2.咳嗽时用手按压切口,以减轻胸壁的振动,从而减轻胸部的疼痛,也可用胸带加压固定胸部,限制胸部扩张,从而减轻因咳嗽带来的疼痛。

3. 妥善固定各管路,防止牵拉、拖拽管路引起疼痛,并向患者及家属讲解管路的注意事项。

4. 保持病室安静、安抚患者焦虑情绪,减少刺激。

5. 必要时遵医嘱应用镇痛药。

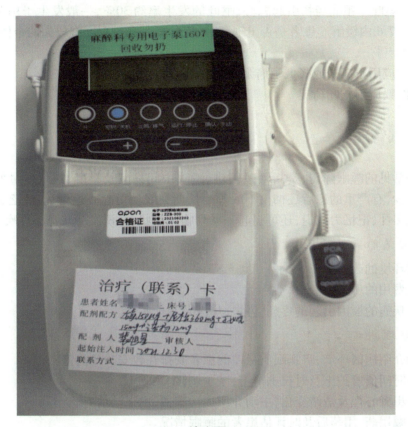

镇痛泵

（三）镇痛的阶梯治疗

1. 一阶梯　为非阿片类镇痛药,如非甾体抗炎药(non-steroidal anti-inflammatory drugs,NSAIDs)。NSAIDs 不仅具有抗炎、镇痛和抗发热的辅助效果,还可减轻创伤局部前列腺素 E 的释放,减轻外周痛觉过敏。

2. 二阶梯　为弱阿片类药,如可待因(codeine)、曲马多(tramadol)。

3. 三阶梯　为强阿片类药,如吗啡(morphine)、芬太尼(fentanyl)。

4. 四阶梯　为神经阻滞硬膜外/鞘内镇痛、患者自控镇痛(patient controlled analgesia,PCA)泵、神经毁损术及脊髓刺激器等。

（四）镇痛的不良反应及护理

1. 便秘　全身麻醉、术后用一些阿片类镇痛药物及胃肠功能还未恢复时,常常会出现便秘。

【护理要点】

（1）鼓励患者早期下床活动。

（2）多饮水，多摄取含高纤维的食物。

（3）遵医嘱服用乳果糖、麻仁丸等缓泻剂，必要时给予灌肠。

2.恶心、呕吐　镇痛药物引起恶心、呕吐的发生率约30%，一般发生于用药初期，症状大多在4～7 d内缓解。患者是否出现恶心、呕吐及其严重程度有较大的个体差异。

【护理要点】

（1）暂停应用镇痛泵或降低镇痛泵的维持量。

（2）遵医嘱应用止吐药。

三、睡眠管理

失眠是常见的睡眠障碍，是指入睡困难、睡眠中间易醒及早醒、睡眠质量低下、睡眠时间明显减少，有严重的患者还彻夜不眠等。长期失眠易引起心烦意乱、疲乏无力，甚至头痛、多梦、多汗、记忆力减退，还可引起一系列临床症状，并诱发一些身心性疾病。

（一）常见的失眠原因

1.睡眠环境的改变。

2.住院费用的压力。

3.由于疾病的原因引起的疼痛、恐惧、焦虑及其他不适。

（二）护理措施

1.主动介绍病区环境，将睡眠质量差的患者安排在较安静的病室。

2.睡眠时间值班护士及时拉上窗帘，减少刺激。

3.关注患者心理及情绪变化，主动介绍成功案例，增强其信心。

4.遵医嘱用药，用药后及时评估患者的睡眠情况。

5.给患者及家属讲解医保报销政策，减轻经济负担。

6.掌握患者护理问题，制定护理计划，鼓励患者及家属主动参与达成护理目标，并及时反馈。

四、饮食管理

（一）非食管手术患者术后饮食

术后4～6 h少量饮水。术后第1天早上可进半流质饮食（如小米稀饭），以后逐渐过渡至普通饮食。手术后饮食应合理搭配，促进手术后快速康复是关键，饮食应清淡、营养丰富、品种多样化、色香味俱全，促进患者食欲，利于患者康复。宜食用：新鲜的蔬菜、水果、瘦肉、鸡蛋、牛奶等。忌食用：辛辣刺激、油腻性食物。

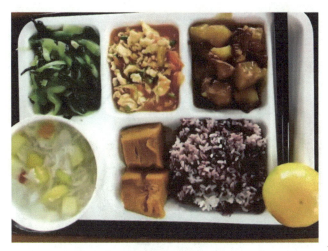

非食管术后饮食

（二）食管手术患者术后饮食

食管手术患者禁食期间，需增加静脉高营养及肠内营养。肠内营养时应控制营养液的速度，预防腹胀及腹泻。术后尽早下床活动，尽早排气。

胃管拔除后可根据医嘱少量饮水或奶、果汁等无渣流食，然后逐渐过渡到面汤—米汤—鸡汤—鸡蛋汤—细面条—馄饨—面条—米饭—馒头。以上饮食2~3 d一过渡，术后遵医嘱进普食（如米饭、馒头、蔬菜等），以防食管吻合口狭窄。饮食原则应少量多餐，细嚼慢咽，勿进生冷、油炸、辛辣刺激性食物。饭后30 min不宜卧床，应下床活动。食管、胃消化道重建患者术后早期可有不同程度的呼吸困难，进食后反流等症状，随着时间的推移，这些症状都可缓解。若患者出现腹胀、便秘等情况，及时通知医生，遵医嘱给予促胃动力药物。

食管疾病患者术后饮食宣教

（三）糖尿病患者胸外科术后的饮食

1. 控制每日摄入总热量，达到或维持理想体重。
2. 平衡膳食，食物选择多样化，谷类是基础。
3. 适量选择优质蛋白和高纤维饮食。
4. 坚持少量多餐、定时、定量、定餐。
5. 多饮水，禁止饮酒。

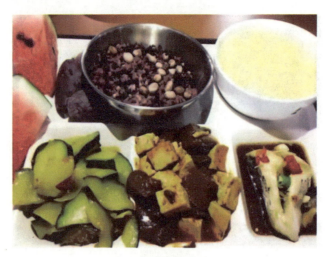

糖尿病餐

（四）高血压患者胸外科术后的饮食

1. 低盐低脂饮食，应"素多荤少、多果蔬、少肉"。
2. 减少含钠调味品用量（鸡精、味精、酱油）。
3. 不吃高盐食物（榨菜、咸菜、辣酱等腌制食物）。
4. 少吃或不吃各种深加工食物（香肠、火腿、方便面、薯片、饮料、面包）。

五、排泄管理

术后关注患者排气时间，指导患者床上活动的方法，能下床活动时，尽早下床活动，促进胃肠道功能恢复。每日主动询问患者排便的次数，询问有无腹胀、便秘、腹泻等情况，患者不适时及时通知医生，遵医嘱给予促胃动力药物或止泻药物。观察患者大便颜色、性质及量，大便异常时遵医嘱留取大便标本进行检验。观察患者电解质情况，遵医嘱补液，避免电解质紊乱。

六、管道管理

（一）中心静脉导管

中心静脉导管是一种以特制的穿刺管经皮肤穿刺置留于深静脉腔内。最大限度减少了患者的血管损伤和刺激，免除了因反复静脉穿刺给患者带来的痛苦和恐惧。主要适用于监测中心静脉压，输入高营养治疗或经静脉化疗治疗，严重外伤、休克以及急性循环衰竭等危重患者的抢救。

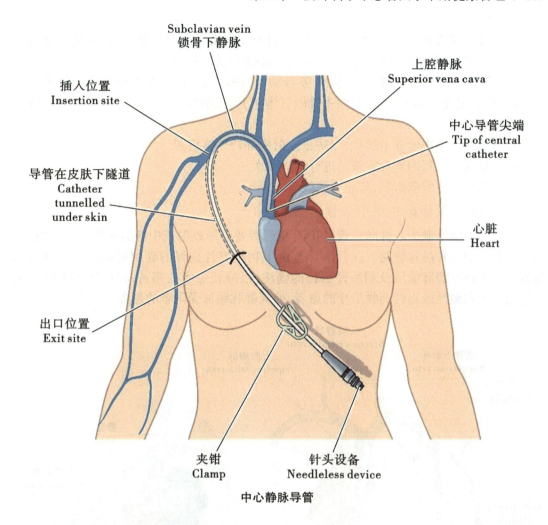

插入位置
Insertion site

Subclavian vein
锁骨下静脉

上腔静脉
Superior vena cava

中心导管尖端
Tip of central
catheter

导管在皮肤下隧道
Catheter
tunnelled
under skin

心脏
Heart

出口位置
Exit site

夹钳
Clamp

针头设备
Needleless device

中心静脉导管

【注意事项】

1. 固定管道,防止脱管。活动时,观察导管是否脱出、扭曲、回血,穿宽松衣服、更衣时,勿牵拉拖拽导管,防止脱出。

2. 定期更换局部敷贴,保持局部皮肤清洁干燥,禁止抓挠,导管周围如有渗血、渗液、发红、分泌物等,及时告知护士。

3. 输液后正确冲封管,以冲洗管腔内残余药液,防止管道堵塞。

4. 拔除导管后,至少按压穿刺点 10 min 以上,平卧 30 min,以防止局部出现血肿及体位改变引起的不适,敷贴 24 h 后自行去除。

（二）植入式静脉输液港

植入式静脉输液港(implanted evnous port)又称植入式中央静脉导管系统,简称输液港。它是一种植入皮下、长期留置在体内可终身携带的密闭式静脉输液装置,是为肿瘤患者接受各种治疗的有效途径。主要适用于需长期或重复静脉输注药物、输注化疗药物、全胃肠外营养(TPN)及其他高渗性液体输注的患者。

【注意事项】

1. 保持局部皮肤清洁、干燥。如输液港周围皮肤出现红、肿、热、痛等炎性反应或颈部、肩部及同侧上肢浮肿、疼痛等情况及时告知医护人员进行处理。

2. 不影响从事一般性日常工作，家务劳动，轻松运动。但需要避免使用同侧手臂提过重的物品、过度活动等，不用同侧手臂做引体向上、托举哑铃、打球、游泳等活动度较大的锻炼。

3. 避免重力撞击输液港部位，以防止注射座翻转导管扭转。

4. 治疗间歇期每四周对输液港进行维护 1 次。

5. 严禁高压注射造影剂，防止导管破裂。

（三）经外周静脉穿刺中心静脉置管

经外周静脉穿刺中心静脉置管（PICC）指经贵要静脉或肘正中静脉穿刺，经腋静脉到达上腔静脉的一种静脉管路。深静脉导管由生物相容性良好的硅胶制成，导管柔软，无刺激。用于持续静脉输液及刺激性药物的输注，以减轻患者的痛苦，并保护了血管。主要适用于用刺激性或毒性药物治疗的患者、外周静脉输液受限者的患者。

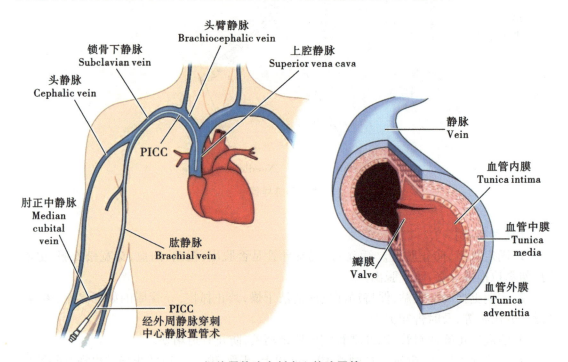

经外周静脉穿刺中心静脉置管

【注意事项】

1. 固定、保护好管道，防止脱管。

2. 定期更换局部敷贴，保持局部皮肤清洁干燥，禁止抓挠，导管周围如有渗血、渗液、发红、分泌物等不适感，请及时告知护士。

3. 输液完毕用生理盐水封管，以冲洗管腔内剩余药液，防止管道堵塞。

4. 置管的上肢勿负重(举重、提重物等),避免游泳、水上作业等水中活动,冲凉时用薄膜包好勿浸湿敷料,如浸湿应及时告知医务人员更换。

5. 拔除导管后,请您按压穿刺点 5 min 以上,防止出现局部血肿。

6. 出院后如需带走继续使用,应学会自我观察穿刺点情况,如有红、肿、热、痛及时就诊,每周进行导管的维护。

(四)胸腔闭式引流管

胸腔闭式引流是将引流管一端置入胸腔内,另一端连接密闭引流装置,利用重力作用排出胸腔内的积气、积液,恢复胸腔内负压,促使肺膨胀以恢复呼吸和循环功能。

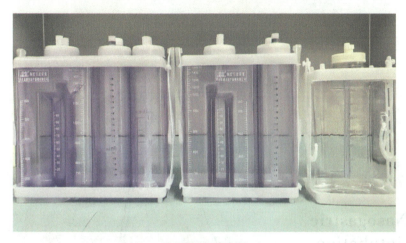

胸腔闭式引流瓶

【注意事项】

1. 保持胸瓶直立,不得倾斜,不能自行倾倒瓶内引流液,如胸瓶不慎倾倒,请立即扶正并告知护士。

2. 胸瓶放置位置应低于引流管口,保持胸管通畅,勿受压打折。

3. 翻身及下床活动时,妥善固定管道,避免牵拉脱出,如不慎脱出,应立即捏紧胸壁伤口,以免气体进入胸腔。

4. 带胸管期间请勿外出,如需外出,请告知护士,妥善处置管道。

(五)胃管

术后留置胃管的目的是胃肠减压,利用负压吸引的原理,将胃肠道积聚的气体和液体吸出,以降低胃肠道内压力,改善胃肠壁血液循环,有利于炎症的局限,从而促进伤口愈合和胃肠功能恢复。

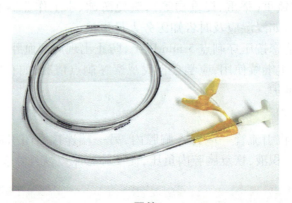

胃管

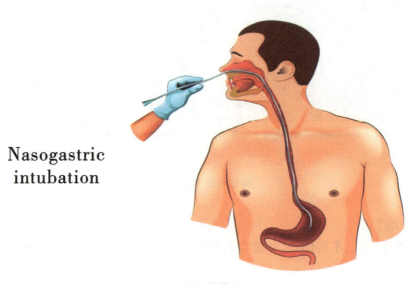

Nasogastric
intubation

留置胃管

【注意事项】

1. 胃肠减压期间,禁食、禁饮,注意口腔卫生,每日清洁口腔2次。

2. 胃管妥善固定,意识不清或躁动者,必要时使用约束带,防止管道滑脱,一旦脱出应及时报告医护人员,不可自行盲目插入,以免引起吻合口瘘。

3. 胃管应保持通畅,在变换体位或搬动患者时,防止胃管脱出和打折,护士每日会进行胃管冲洗,以防止管道堵塞。

4. 医护人员会定时观察引流液的颜色、性质和量,请不要随意倾倒胃液。在短时间内如有大量鲜血引流出来,应及时通知医护人员。

5. 观察固定胃管处皮肤有无压力性损伤。鼻贴的胶布如有松动及时告知护士进行更换,更换时须将脸部皮肤擦拭干净后再固定,并注意请勿贴于同一皮肤处。

（六）十二指肠营养管

管道从鼻腔插入十二指肠内，是输送营养物质的管道。常用于有进食困难者，如食管癌术后患者禁食期间、晚期消耗比较严重的患者、需要肠内营养支持者，供给机体营养并促进全身各系统功能的恢复，减少并发症的发生。

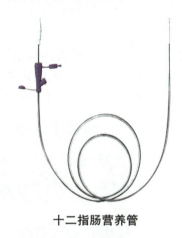

十二指肠营养管

【注意事项】

1. 营养液宜选择高营养、高蛋白、低脂易消化的无渣流质食物，如牛奶、橘子汁、过滤鸡汤、鱼汤等。

2. 滴注者速度宜慢，20～40 滴/min，并观察有无胃肠道反应，每次滴注前后营养管用30～50 mL 温开水脉冲式冲管，避免管腔堵塞。

3. 不要过度牵拉营养管，以防脱出。

4. 术后建议使用营养泵，可使营养液匀速输入体内。

5. 鼻饲药物时，应充分碾碎、搅拌均匀后注入，前后应用温开水冲洗管腔。

（七）腹腔引流管

腹腔引流管为腹腔内放置的一种引流管，用于将液体从腹腔内引流到体外的一种引流术。主要适用于术后腹腔渗血、渗液、积脓、感染等各种原因需要将液体引流出体外的患者。

【注意事项】

1. 保持引流通畅，避免引流管打折、扭曲、折叠。

2. 妥善固定，活动时避免牵拉导致引流管脱出，如果不慎脱出立即告知医护人员，不能自行处理。

3. 保持腹腔引流管无菌、密闭，不能自行倾倒引流液，医护人员会每日观察并处理。

（八）纵隔引流管

纵隔引流管由胸部切口经纵隔沿食管床放入胸腔最低处，外接一次性负压吸引器引流的管道。目的是引流出纵隔及胸腔里的气体、渗液、血液。

【注意事项】

1. 保持引流通畅,避免引流管打折、扭曲、折叠。

2. 妥善固定,活动时避免牵拉导致引流管脱出,如果不慎脱出立即告知医护人员,不能自行处理。

3. 保持纵隔引流管无菌、密闭,不能自行倾倒引流液,医护人员会每日观察并处理。

(九)尿管

目的是引流尿液,解除尿潴留,同时可测量膀胱内残余尿量,也可以通过留置尿管注射造影剂,确定膀胱是否有破裂以及破裂的位置。术中留置尿管是将气囊尿管插入膀胱引流尿液,以保证手术过程中不被污染,并解决患者术后卧床期间的不便。

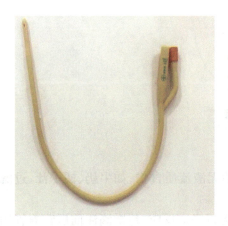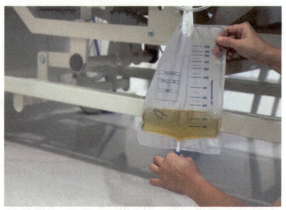

尿管

【注意事项】

1. 防止尿液倒流,引起逆行感染。

2. 保持会阴部清洁,每日两次进行会阴擦洗。

3. 尿管拔除后根据病情可适当多饮温开水,以起到冲洗尿道的作用,减轻尿路刺激症状。

4. 拔管后第 1 次排尿可能会出现排尿困难、疼痛的现象,可揉小腹、听流水声诱导排尿。如经努力仍排尿困难需及时告知医护人员。

七、切口的管理

(一)外科手术切口

外科手术切口分为三类。

1. 清洁切口(Ⅰ类切口) 指Ⅰ期缝合的无菌切口,如甲状腺大部分切除术等。

2. 可能污染的切口(Ⅱ类切口) 指手术时可能带有污染的Ⅰ期缝合切口,如胃大部分切除术等;Ⅱ类切口还包括皮肤不容易彻底消毒的部位、6 h 内的伤口经过清创术缝合、新缝合的切口再度切开者。

3. 污染切口(Ⅲ类切口)　指邻近感染区或组织直接暴露于污染或感染物的切口,如阑尾穿孔后的阑尾切除术等。

(二)切口的愈合

切口的愈合分为三级。

1. 甲级愈合　用"甲"字表示,指愈合良好,无不良反应。

2. 乙级愈合　用"乙"字表示,指愈合处有炎症反应,如红肿、硬结、血肿、积液等,但未化脓。

3. 丙级愈合　用"丙"字表示,指切口已化脓。

(三)住院期间手术切口的管理

1. 避免切口感染观察切口有无红、肿、热、痛,甚至出现脓性分泌物现象。

2. 切口感染的预防

(1)患者皮肤准备:做好患者手术前的清洁和皮肤准备,对于预防切口感染是很重要的。

(2)胃肠道准备:术前应充分做好胃肠道准备,遵医嘱术前口服缓泻剂。

(3)血糖控制:手术刺激可使机体产生应激反应导致血糖升高,高血糖可刺激促炎细胞因子释放,抑制免疫系统,增加机体对细菌的易感性,遵医嘱严密监测血糖变化。

(4)戒烟:吸烟可导致术后切口感染发生的危险性增加。

(5)抑菌与杀菌:合理使用抗生素。

3. 切口感染处理

(1)加强切口换药,必要时清创缝合,严格无菌操作。

(2)根据患者全身情况,合理选用抗生素。

(3)根据患者切口情况,可选用新型敷料,促进切口愈合。

(四)食管吻合口瘘

食管吻合口瘘是指食管与胃肠吻合口愈合不佳而发生瘘,是食管切除、食管重建术后最常见的严重并发症。

1. 原因

(1)解剖因素:食管有黏膜、黏膜下层、肌层和外膜,但无浆膜层覆盖,食管的肌纤维呈纵行走向,质地较脆,故在吻合时容易撕裂。胸腔内负压,容易促使消化道内容物进入胸腔,同时胃液内存在消化酶和酸性环境,会增加吻合口瘘的机会。

(2)营养因素:术前低蛋白、肝肾功能不全、糖尿病、心脏病、肺功能不全均可导致术后吻合口愈合差,增加吻合口瘘的可能。

(3)物理因素:过早进食或过早吃粗硬食物,或单次进食过多过猛,导致吻合口裂开。

(4)其他因素:低氧血症导致全身组织氧供应减少,影响吻合口愈合;患者年龄因素、基础疾病、基础代谢降低均可导致吻合口愈合不良。

2. 临床表现

(1)体温、脉搏、呼吸的改变,持续发热 38.5 ℃以上;脉搏增快,在 120 次/min 以上;呼吸浅快,24 ~ 28 次/min。

（2）胸腔闭式引流液的量、性状、颜色、气味的改变,一般为混浊、脓性,发生食管吻合口瘘的患者若已进食,引流液会伴有食物残渣并有恶臭。

（3）血氧饱和度低,吸氧不能改善,患者表现为呼吸急促、烦躁不安。

（4）胸闷、胸背部疼痛。

3. 分类

（1）按发生时间分类

1）早期吻合口瘘:手术后5 d内。

2）中期吻合口瘘:手术后6～14 d。

3）晚期吻合口瘘:大于手术后14 d。

（2）按发生部位分类

1）颈部吻合口瘘:颈部切口红肿、压痛、切口有脓性分泌物,皮下气肿,局部皮温高,伴吞咽困难。有明显瘘口时,会有痰液及食物从瘘口咳出。

2）胸内吻合口瘘:一般发生在术后第2天或第3天鼻饲时或术后1周左右开始饮水、进食时,患者临床表现为高热、气促、胸闷、胸痛,引流液混浊。

4. 吻合口瘘的护理及治疗

（1）患者保持半卧位。

（2）禁食禁饮、口腔护理、加强咳嗽排痰、预防肺部感染。

（3）胃肠减压,减轻吻合口水肿及张力,避免消化液漏至胸腔,减少感染。

（4）胸腔闭式引流,观察颜色、性质和量。

（5）给予胸内瘘、颈部均应充分引流,控制感染,营养支持。

（五）出院后的切口护理

1. 未拆线前应保持切口敷料的清洁、干燥,3～4 d换药1次。

2. 拆线时间:颈部切口术后5～7 d,胸部切口术后10～14 d。

3. 请勿抓挠切口或涂抹滑石粉、面霜及油膏等。

4. 切口拆线后1周可洗淋浴,两周可盆浴。

八、静脉血栓栓塞

（一）定义

静脉血栓栓塞(venous thromboembolism,VTE)是指在静脉管腔内血液不正常的凝结,完全或不完全阻塞静脉血管,导致静脉回流障碍的一种循环系统疾病,包括深静脉血栓形成(deep venous thrombosis,DVT)和肺栓塞(pulmonary embolism,PE)两种类型。

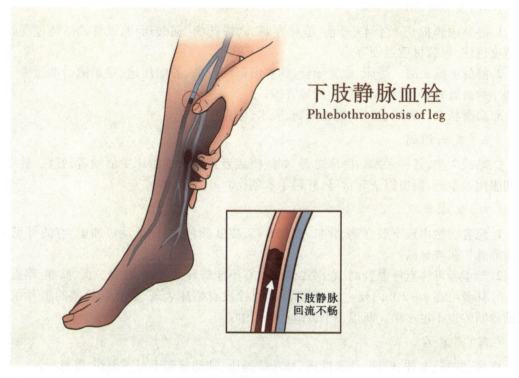

下肢静脉血栓

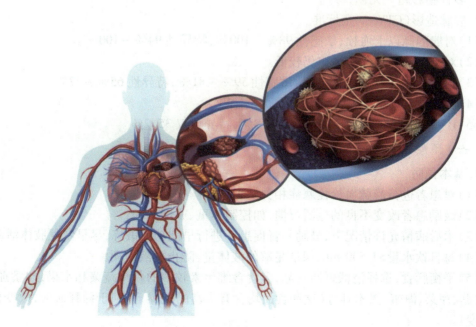

肺栓塞

（二）发病机制

1. 静脉内膜损伤　手术、外伤、静脉穿刺、高渗药物、强酸药物、置管侧活动过度、送管速度过快、导管材质过硬等。

2. 静脉血流淤滞　卧床、放置导管、胸廓出口综合征、肿瘤压迫、穿刺侧活动过少、选择细小的血管置管、选择型号过大的导管等。

3. 高凝状态　肿瘤、妊娠、凝血药物、脱水、休克等。

（三）发病诱因

久站或久坐，各种手术后卧床患者，如瘫痪或者重病长期卧床少活动者，妊娠、肿瘤、长期服用避孕药、凝血因子异常等，外科手术创伤。

（四）临床表现

1. 患者突然出现下肢疼痛、肿胀、皮温升高、皮肤颜色发红、活动后加重，有的可见小腿浅静脉扩张或显露。

2. 严重者可伴有体温升高、心率加快或者有不能解释的气短、呼吸急促、胸痛、咯血。

3. 甚者可在 1～2 h 内死亡，80% 深静脉血栓没有临床表现，发生肺栓塞的患者在死亡前诊断的也不足一半。所以，VTE 预防大于治疗。

（五）并发症

疼痛、肿胀、水肿、破溃、浅表溃疡、肺动脉高压、肺动脉瓣不可逆损伤、静脉反流。

（六）诊断

1. 多普勒彩超　无创，首选。

2. 静脉造影（CTV）　金标准。

（1）对股静脉以上血栓，敏感性 98%～100%，特异性 94%～100%。

（2）对于小腿血栓的诊断率仍较低。

（3）核素扫描（^{99m}Tc-apcitide）：敏感性 59%～81%，特异性 65%～77%。

（4）肺动脉 CT（CTPA）：诊断肺动脉栓塞（PE）。

（5）D-二聚体的敏感性可以达到 96.8%，特异性仅 35.2%。

（七）预防

1. 基本预防

（1）对患者进行静脉血栓栓塞症相关知识宣教。

（2）鼓励患者改变不良的生活习惯，如控制体重、戒烟、戒酒等。

（3）术后病情允许情况下，鼓励并督促患者进行早期功能锻炼，尽早恢复肢体活动。

（4）每日饮水量>1 500 mL，保证足够的液体量，防止血液黏稠。

（5）平衡膳食，选择清淡低脂食品，多食含维生素较多的新鲜蔬菜和水果，如番茄、洋葱、蘑菇、芹菜、海带、黑木耳等（这些食品均含有丰富的吡嗪，有利于稀释血液，改变血液黏稠度）。

2. 药物预防

（1）普通肝素：需检测活化部分凝血活酶时间（APTT）、血小板计数，长期使用肝素可导致骨质疏松。

（2）低分子量肝素：无须常规检测，生物利用度接近90%。

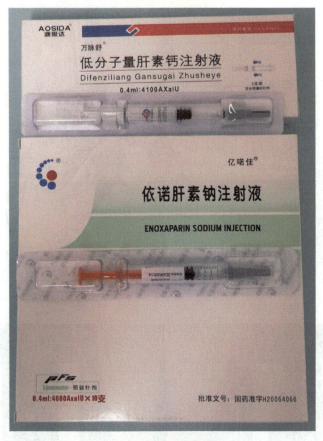

低分子量肝素钠

（3）维生素 K 拮抗剂：需常规检测国际标准化比率（INR）值，易受许多药物及富含维生素 K 食物的影响。

（4）Xa 因子抑制剂：间接抑制剂、直接抑制剂，安全性优良。

（5）其他新型抗凝药物：在使用药物预防时，要注意低分子量肝素不适用于严重肾损害患者；只能用一种药物，不可换用；在用药时要关注药物的注意事项、使用说明及副作用。

3. 物理预防

物理预防的方法主要是利用机械性原理促使下肢静脉血流加速，避免血液滞留，增加静脉血流和（或）减少下肢静脉淤血，降低术后下肢深静脉血栓的发病率。

物理疗法单独使用的适应证：适用于合并凝血异常疾病、有高危出血因素患者，部分中危患者如腹腔镜操作、大型妇科良性疾病手术无其他危险因素、大型开放性泌尿外科手术、择期脊柱手术伴危险因素围术期及颅内神经外科手术。对于患侧肢体无法或不宜采取物理预防的患者,可在对侧肢体实施预防。应用物理治疗前宜筛查禁忌。

　　物理预防的方法主要有:①间歇充气加压装置;②压力梯度弹力袜;③足底动静脉泵。

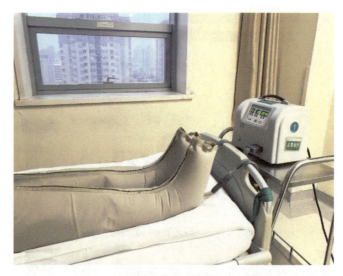

间歇充气加压装置

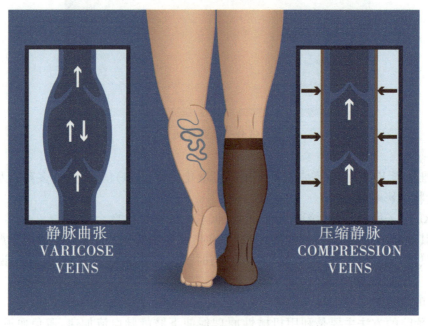

压力梯度弹力袜

（八）治疗

1. 抗凝:对于不严重的血栓,规律的服用抗血栓药物治疗。
2. 导管溶栓/碎栓,手术取栓,下腔静脉滤器等。

（九）高危人群

进展期肿瘤患者,制动的慢性病患者,有易栓症家族史、具有血栓形成倾向的患者,肥胖者,血浆D-二聚体持续阳性者,远端静脉残存血栓者,腔静脉滤器置入者,抗磷脂综合征等风湿性疾病患者。

九、血糖管理

（一）血糖异常

血糖异常是围术期的常见问题,是影响患者短期预后的不良因素。同时增加手术患者的死亡率,增加感染、伤口不愈合以及心脑血管事件等并发症的发生率,延长住院时间,影响远期预后。围手术期血糖异常以高血糖为主,围术期高血糖指患者住院期间任意时点的血浆葡萄糖水平>7.8 mmol/L。

（二）血糖异常分类

血糖异常分类包括高血糖、血糖波动、低血糖。

（三）识别围术期血糖异常的高危人群

围术期血糖异常以高血糖为主,可分为合并糖尿病的高血糖和应激性高血糖两类。应设定合理的血糖控制目标,血糖控制有利于减少外科重症患者术后感染等并发症,但控制过于严格(如降至正常范围)则增加低血糖风险,对降低总死亡率并无益处。严密的血糖监测、及时调整降糖治疗方案是保持围术期血糖平稳的关键,是围手术期血糖管理的基本原则。

（四）术前血糖评估与管理

1. 糖化血红蛋白(HbA1c)是红细胞中的血红蛋白与血清中的糖类相结合的产物。它是通过缓慢、持续及不可逆的糖化反应形成,其含量的多少取决于血糖浓度以及血糖与血红蛋白接触时间,而与抽血时间、患者是否空腹、是否使用胰岛素等因素无关。因此,HbA1c可有效地反映糖尿病患者过去8～12周平均血糖水平。可用于术前筛查糖尿病和评价血糖控制效果。

2. 对既往无糖尿病病史者,如果年龄≥45岁或体重指数BMI≥25 kg/m²,同时合并高血压、高血脂、心血管疾病、糖尿病家族史等高危因素,行胸外科、心脏外科、神经外科、骨科、创伤外科、器官移植等高危手术者,推荐术前筛查HbA1c;HbA1c≥6.5%即可诊断糖尿病。

3. 既往已有明确糖尿病病史的患者,HbA1c≤7%提示血糖控制满意,围术期风险较低;HbA1c>8.5%者建议考虑推迟择期手术。单纯应激性高血糖者HbA1c正常。注意贫血、近期输血等因素可能干扰HbA1c测量的准确性。

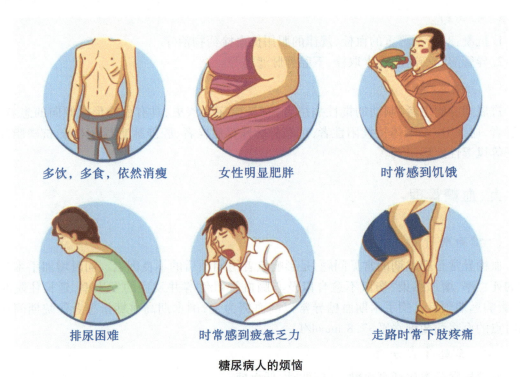

多饮，多食，依然消瘦　　　女性明显肥胖　　　时常感到饥饿

排尿困难　　　时常感到疲惫乏力　　　走路时常下肢疼痛

糖尿病人的烦恼

4. 胰岛素是围术期唯一安全的降糖药物,术前应将原有降糖方案过渡至胰岛素。

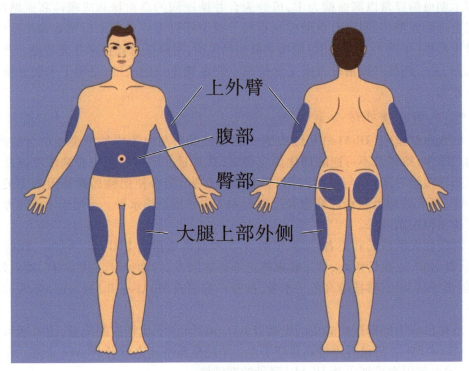

上外臂

腹部

臀部

大腿上部外侧

胰岛素注射部位

5.糖尿病患者手术当日停用口服降糖药和非胰岛素注射剂。磺脲类和格列奈类口服降糖药可能造成低血糖,术前应停用至少 24 h;二甲双胍有引起乳酸酸中毒的风险,肾功能不全者术前停用 24~48 h。停药期间监测血糖,使用常规胰岛素控制血糖水平。入院前长期胰岛素治疗者,方案多为控制基础血糖的中长效胰岛素联合控制餐后血糖的短效胰岛素皮下注射。长时间大手术、术后无法恢复进食的糖尿病患者,手术日换用短效胰岛素持续静脉泵注控制血糖。

（五）围术期血糖监测

1.血糖正常值指空腹的时候血糖值在 3.9~6.1 mmol/L,血糖值对于治疗疾病和观察疾病都有着指导意义。空腹血糖超过 7.0 mmol/L 有可能是糖尿病。

2.正常饮食的患者监测空腹血糖、三餐 2 h 后血糖和睡前血糖。禁食患者每 4~6 h 监测 1 次血糖。术中血糖波动风险高,低血糖表现难以发现,应 1~2 h 监测 1 次血糖。危重患者、大手术或持续静脉输注胰岛素的患者,每 0.5~2 h 监测 1 次。体外循环手术中,降温复温期间血糖波动大,每 15 min 监测 1 次。血糖≤3.9 mmol/L 时,每 5~15 min 监测 1 次,直至低血糖得到纠正。病情稳定的门诊手术患者,如手术时间≤2 h,在入院后和离院前分别监测 1 次血糖。

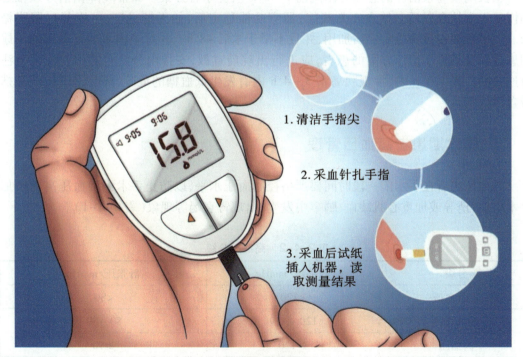

1.清洁手指尖

2.采血针扎手指

3.采血后试纸插入机器,读取测量结果

围术期血糖监测

（六）围术期血糖控制目标

1.推荐围术期血糖控制在 7.8~10 mmol/L,不建议控制过严。正常饮食的患者控制餐前血糖≤7.8 mmol/L,餐后血糖≤10 mmol/L。

2. 术后 ICU 住院时间≥3 d 的危重患者,推荐血糖目标值≤8.4 mmol/L。

3. 根据患者手术类型、术前血糖水平、脏器功能,建立围术期血糖控制的个体化目标。整形手术对伤口愈合要求高,血糖目标降低至 6 ~ 8 mmol/L 有利于减少术后伤口感染。

4. 脑血管疾病患者对低血糖耐受差,目标值可适当放宽至≤12 mmol/L。

5. 高龄、有严重合并症、频繁发作低血糖的患者,血糖目标值也可适当放宽。原则上血糖最高不宜超过 13.9 mmol/L。

(七)术后血糖管理

术后因疼痛应激、感染、肠内外营养液输注,是血糖波动的高危时期,也是血糖管理的重要时期。术中持续静脉泵注胰岛素者,建议术后继续泵注 24 h 以上。机械通气和应用血管活性药物的 ICU 患者容易出现血糖波动,胰岛素应静脉泵注。病情稳定后过渡到皮下注射胰岛素。皮下注射和静脉泵注应有 2 h 左右的重叠,便于平稳过渡。积极预防术后恶心呕吐,尽早恢复正常饮食,根据进食情况逐步增加餐前短效胰岛素剂量。

(八)出院管理

①长期胰岛素治疗的患者在出院前 1 ~ 2 d 恢复原有方案。②常规降糖治疗须推迟到恢复正常饮食以后。饮食正常规律、器官功能稳定后,如无禁忌证,可恢复口服降糖药。二甲双胍在肾功能稳定后加用,并且不早于术后 48 h。③对于围术期新发现的糖尿病患者以及调整了治疗方案的患者,应进行出院前宣教,安排内分泌科随诊。④皮下注射速效胰岛素 1.5 h 内、常规胰岛素 3 ~ 4 h 内有发生低血糖的危险,离院途中应随身携带含糖饮料。

十、围术期患者高血压管理

高血压患者在手术前一段时间要严格控制血压水平,以防止手术中因血压高而增加手术出血、诱导或加重心肌缺血、脑卒中发生、出现肾衰竭等现象(表 2-4-1)。

表 2-4-2 高血压分级

分级	收缩压/mmHg	舒张压/mmHg
正常血压	<120	<80
正常高值	120 ~ 139	80 ~ 89
高血压	≥140	≥90
1 级高血压	140 ~ 159	90 ~ 99
2 级高血压	160 ~ 179	100 ~ 109
3 级高血压	≥180	≥110
单纯收缩期高血压	≥140	<90

(一)围术期高血压

围术期高血压是指从确定手术治疗到本手术相关的治疗基本结束期内,若血压升高幅度大于基础血压的30%(基础血压=术前等候区测量的血压+手术室第一次测量的血压之和的平均值),或收缩压≥140 mmHg和(或)舒张压≥90 mmHg。

1. 病因　围术期高血压的病因是多种多样的,超90%为原发性高血压,是由遗传和环境因素相互作用的结果。其他种类的围术期高血压可能是由于自身情绪波动,如紧张、焦虑、麻醉相关、手术相关操作,或由于液体输入过量、颅内压增高、升压药物使用不当、肠胀气、尿潴留、寒冷与低温、术后伤口疼痛、咳嗽、恶心呕吐等所导致。

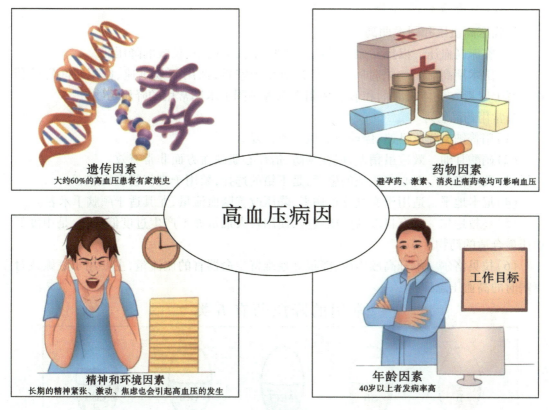

高血压病因

2. 术前降压目标　手术前对血压的评估和准备是极其重要的,在手术麻醉前有一定的降压目标,具体如下。

(1)中青年患者血压控制<130/80 mmHg。

(2)老年患者不伴有糖尿病和慢性肾病患者,血压控制<150/90 mmHg。

(3)对于合并糖尿病或慢性肾病患者,血压控制<140/90 mmHg。

(4)急诊手术患者,血压>180/110 mmHg,严密监测下行控制性降压,血压降至140/90 mmHg。

(5)降压宜个体化,不可过度,以免因严重的低血压而导致脑缺血或心肌缺血。

（二）特殊类型高血压

对于一些特殊类型高血压，如高血压急症，在血压突然和显著升高，一般超过180/120 mmHg，同时伴有进行性心、脑、肾等重要靶器官功能不全的表现时，要逐步控制性降压。

1.一般初始阶段，数分钟到 1 h 内，血压控制为平均动脉压的降低幅度不超过治疗前水平的 25%。

2.随后 2~6 h 血压降至约 160/100 mmHg。

3.临床情况稳定后，以后 24~48 h 逐步降低血压达到正常水平。

（三）高血压处理原则

1.临床高血压和围术期高血压

（1）临床高血压　以控制血压平稳为目的，主张选用中、长效的降压药。

（2）围术期高血压　短时间内调整好血压为宗旨，选用起效迅速、作用时间短的药物。肾上腺素 α 受体阻滞剂和 β 受体阻滞剂等是围手术期常用的降压药物。

2.常用药品管理

（1）硝普钠　降压迅速、停药后血压迅速恢复。

（2）硝酸甘油　效应虽稍差，但在预防、治疗心肌缺血方面非常有效。

（3）艾司洛尔　对心率较快的患者，是不错的选择，禁用于支气管疾病患者。

（4）尼卡地平　适用于支气管疾病者，降压改善脑血流量，尤其适于颅脑手术者。

（5）乌拉地尔　具有自限性降压效应，使用较大剂量亦不产生过度低血压，是中度低血压最合适的药物。

（6）拉贝洛尔　不升高颅内压，能很好地维持生命器官的血流量，主要用于妊娠或肾衰竭时的高血压急症。

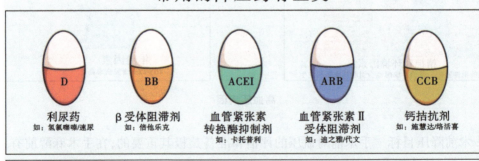

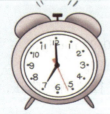

患有高血压，必须应用有效的药物使血压保证在正常范围之内，以免到时心脑血管的损害。不要随意停用药物或者更换药物的品种。

在医生的叮嘱下，定时定量用药。

常见降压药

3. 饮食管理

（1）低脂低盐饮食，应"素多荤少，多果蔬，少油腻"。

（2）减少含钠调味品用量（鸡精、味精、酱油）。

（3）不吃高盐食物（榨菜、咸菜、辣酱等腌制食物）。

（4）少食或不吃各种深加工食物（香肠、火腿、方便面、薯片、饮料、面包）。

十一、术后肺康复

（一）呼吸功能训练

1. 有效咳嗽 患者取坐位或半卧位，身体前倾，深吸气后屏气 3～5 s，用力做爆破性咳嗽，将气道内的分泌物或者异物咳出。

2. 缩唇呼吸 首先闭口用鼻吸气，然后呼气时将嘴唇缩成口哨状或鱼嘴状，使气体通过缩窄的口型缓慢呼出。吸气与呼气时间之比 1：2，要尽量做到深吸慢呼，通过增加呼气阻力使支气管内保持一定压力，防止支气管及小支气管壁塌陷，并减少肺内残气量。

3. 腹式呼吸 吸气采取仰卧或舒适的坐姿，一只手放在腹部肚脐处，放松全身，吸气，最大限度地向外扩张腹部，使腹部鼓起，胸部保持不动。呼气腹部自然凹进，向内收，胸部保持不动。最大限度地向内收缩腹部，把所有废气从肺部呼出去，要求经鼻吸气，从口呼气，呼气吸气时应缓慢均匀。

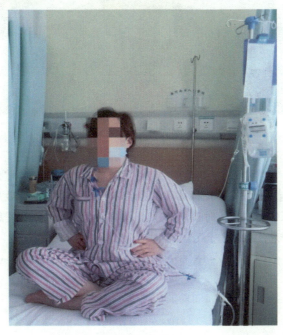

腹式呼吸

4. 主动呼吸循环技术　主动呼吸循环技术是一组特定的呼吸练习,旨在去除支气管中多余的分泌物,并能改善肺功能。主要包括3个部分。

(1)呼吸控制:患者采取半坐卧位或端坐位,放松呼吸,用鼻子深吸气,张开嘴巴慢慢吐气,吸气时腹部向上鼓起,如果张大嘴巴感觉费力时,可用缩唇的方式呼气,吸气呼气比为1:(2～3),增加肺通气量,清除周围呼吸道分泌物。

(2)胸廓扩张运动:双手放在胸廓上用鼻子深吸气,双手感受到肋骨向外扩张,吸气末屏气3 s,被动放松呼气,可震动分泌物,也可助于肺组织复张。

(3)用力呼气技术:先用鼻子短吸气,张开嘴巴长哈气,1～2次后感觉分泌物到达大气道后用鼻子深长吸气,用嘴巴短而快速的呵气或咳嗽,清除深部的分泌物。

5. 激励式肺量计训练(以吸气肌训练器为例)　吸气时,肋间外肌和膈肌收缩,使胸廓的前后径和上下径都增大。而胸廓扩大,肺也随着扩张,肺的容量增大。通过多组吸气、呼气的训练,肺部肌肉得到有效合理的用力和放松,从而达到锻炼肺部肌肉的目的,帮助患者恢复肺功能。

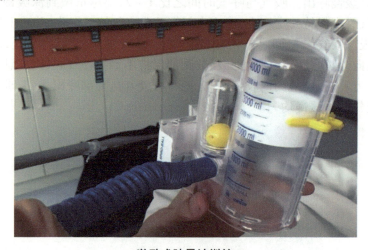

激励式肺量计训练

要领:根据患者年龄设置目标容积,患者取坐位,正常呼气后用嘴含紧吸气嘴,经口缓低流速慢深吸气,吸气时腹部鼓起,目测浮标处于中间笑脸位置,屏气2～3 s,然后移开吸气嘴,缩唇慢呼气。

（二）肢体功能训练

胸外科手术创伤往往会破坏正常的血管、神经和肌肉组织,使部分患者出现肌肉萎缩、术侧上肢肢体功能障碍等情况。因此,做好胸部手术患者上肢肢体功能锻炼,使被手术破坏的组织尽快恢复到术前功能,有利于患肢水肿消退及手术部位皮肤浅感觉的恢复,提高肺活量。同时,可最大限度地帮助患者恢复自理能力,提高生活质量。

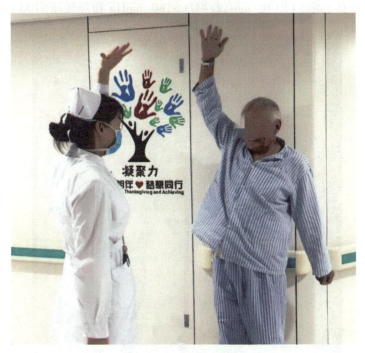

肢体功能训练

【目的】

（1）促进整个机体功能恢复。

（2）促进呼吸加深,有利用肺扩张和分泌物排出,预防肺部并发症。

（3）促进血液循环,有利于切口愈合,预防血栓形成。

（4）促进胃肠功能恢复,防止腹胀、便秘。

（5）促进排尿功能的恢复,防止尿潴留。

（6）促进胸腔内积液、积气的排出。

（7）建立康复信心、促进术后康复。

（三）运动训练

在呼吸治疗师的陪同下进行爬楼梯训练,运动过程中采用缩唇呼吸的方法调整呼吸方式,稍感气促时,可坚持训练,若出现明显的呼吸困难,可稍做休息,待呼吸困难缓解后继续训练。

(四)运动能力评估工具

根据6MWT结果评估患者的运动能力。具体操作为:根据2002年美国胸科学会发布的指南,要求参与者在一条封闭的30 m走廊行走,并被告知以尽可能快的速度在6 min内走尽可能长的距离。试验前后分别记录心率、血氧饱度、Borg呼吸困难量表得分以及步行距离。禁忌证:①绝对禁忌证,近1个月内出现的不稳定型心绞痛或心肌梗死。②相对禁忌证,静息心率>120 次/min,收缩压>180 mmHg 和舒张压>100 mmHg。

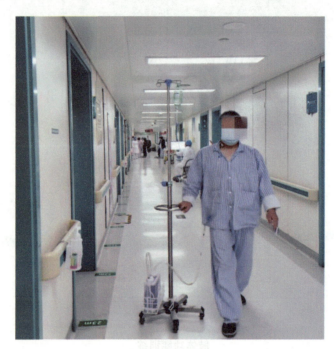

6 min 步行试验

十二、胸外科常用药品知识

1. 抗菌药物
(1)青霉素类:注射用哌拉西林他唑、注射用哌拉西林钠他唑巴坦钠等。
(2)头孢菌素类:注射用头孢哌酮舒巴坦、注射用头孢呋辛钠等。
(3)氟喹诺酮类:左氧沙星注射液、诺氟沙星注射液等。
2. 化痰药物　盐酸氨溴索注射液等。
3. 平喘药物　二羟丙茶碱注射液、多索茶碱注射液、布地奈德气雾剂、多索茶碱注射液等。
4. 镇痛药物　注射用丙帕他莫、地佐辛注射液、羟考酮等。
5. 止血药物　注射用尖吻蝮蛇血凝酶、垂体后叶素注射液等。
6. 抗凝药物　依诺肝素钠注射液、低分子量肝素钙注射液等。

7. 止吐药物　甲磺酸多拉司琼注射液、盐酸帕洛诺司琼注射液等。

8. 抑酸药物　注射用泮托拉唑钠、注射用奥美拉唑、注射用生长抑素等。

9. 营养药物　脂肪乳氨基酸葡萄糖注射液、复方氨基酸注射液等。

10. 雾化吸入药物

（1）抗炎：布地奈德混悬液等。

（2）化痰：盐酸氨溴索口服溶液、乙酰半胱氨酸溶液等。

（3）解痉：复方异丙托溴铵溶液、异丙托溴铵溶液等。

11. 止咳药物　苏黄止咳胶囊、复方甲氧那明胶囊、肺力咳合剂等。

12. 升白类药物　重组人粒细胞集落刺激因子等。

13. 肠内营养　肠内营养乳剂（TPF-T）如瑞能、瑞代、百普力、康全力等。

14. 静脉营养剂　脂肪乳、脂肪乳氨基酸（17）葡萄糖（11%）注射液［卡文］、脂肪乳氨基酸（17）葡萄糖（19%）注射液［卡全］、布利特等。

15. 免疫抑制剂　他克莫司、环孢素、吗替麦考酚酯等。

16. 保肝类药物　复方二氯醋酸二异丙胺、复方甘草酸苷注射液等。

17. 化疗药物　氟尿嘧啶、吡柔比星、环磷酰胺、紫杉醇、铂类药物等。

18. 靶向治疗用药　盐酸厄洛替尼（特罗凯）、吉非替尼（易瑞沙）、盐酸埃克替尼（凯美纳）、贝伐单抗、重组人血管内皮抑制素、西妥昔单抗、帕博利珠单抗（K药）、钠武利尤单抗（O药）等。

19. 常用急救药品　盐酸肾上腺素、盐酸异丙肾上腺素、阿托品、洛贝林、尼可刹米（可拉明）、利多卡因、多巴胺、间羟胺（阿拉明）、去乙酰毛花苷、呋塞米、去甲肾上腺素、地塞米松、氨茶碱、葡萄糖酸钙、盐酸异丙嗪、硝酸甘油、氨甲苯酸、硫酸镁、5%葡萄糖注射液、甲泼尼龙、50%葡萄糖注射液、硝普钠、氯化钾注射液、胺碘酮、乌拉地尔等。

十三、仪器使用

（一）心电监护仪

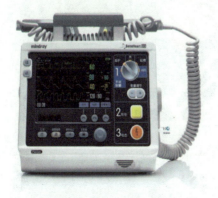

除颤仪和心电监护一体机

【目的】

监测患者心率、血压、呼吸及血氧饱和度的变化，为病情变化提供依据。

【注意事项】

1. 患者及家属不要擅自调节或关闭心电监护仪，以免造成仪器损坏，如有改变及时通知护士。

2. 在监护过程中，如机器报警，请不要惊慌，及时告知护士。

3. 在监护仪周围不要使用电子产品，如手机、电脑等，以免干扰机器性能。

4. 各导联线不要过度牵拉，以免脱落，更不可私自取下各导联线。

5. 在使用监护期间不要过度依赖监护上的数据，应以患者症状和感受为准。

6. 检查指端受压情况，每 2 h 或指端发红可将指端 SpO_2 传感器更换到对侧。

7. 定期更换电极片及粘贴位置，患者皮肤如出现红、肿、瘙痒等情况请及时告知护士。

8. 保持监护仪周围清洁干燥，勿放杂物。

9. 仪器监测时尽量保持平卧位，以免监测数据不准确。患者的指甲不宜过长或涂抹指甲油，以免影响指脉氧的准确性。

10. 向患者及家属讲解各种监测指标的意义，超过警报界限，机器即发出警报和信号。患者及家属对监护仪上出现的数值有任何疑问或不解都可询问护士，袖带过紧或过松、患者体位变化、运动后等都会影响心电图波形及数值变化，如有报警，及时告知护士。

11. 在心电监护过程中，监护线路会使患者活动不便，要经常帮助患者变换体位，减少因监护带来的不适感，并向患者讲明如何活动才不影响监护效果。

12. 患者因检查等原因暂时关闭仪器，返回病房时一定要告知护士，以便及时重新连接，监测病情，患者及家属不要自行连接。

（二）氧气吸入装置

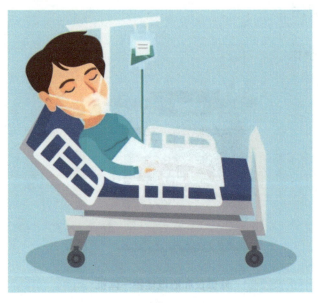

吸氧

【目的】

氧气吸入是通过吸入高于空气氧浓度的气体,以提高动脉血氧分压、血氧饱和度及氧含量,促进代谢。

【注意事项】

1. 氧流量根据病情调节,告知患者及家属安全用氧知识,不可随意调节氧流量或开关氧流量,避免氧流量过大冲入呼吸道而损伤肺组织,或氧流量过小不能满足疾病需求而影响病情。

2. 掌握正确的氧气吸入方法:用鼻子深吸,用嘴巴缓慢呼气。吸氧时如出现恶心、咳嗽等不适症状,应立即通知护士。

3. 患者及家属了解用氧安全的注意事项,供氧装置应防震、防油、防火、防热、避免明火。氧气遇明火易爆炸,请患者及家属不要在病房内吸烟。

4. 操作熟练,动作轻柔,鼻腔无损伤,鼻导管松紧适宜,防止因鼻导管太紧引起皮肤受损或不适,防止因过度牵拉致吸氧管脱出影响氧疗效果。吸氧前护士为患者清洁鼻腔,评估其鼻腔黏膜情况,如有鼻塞症状时请告知护士。

5. 吸氧不影响患者进食。

6. 吸氧用物一人一用,湿化瓶及吸氧管用后按医院感染管理要求正确处理。

7. 严格遵守给氧原则,给氧前先调节好氧流量,再给予氧气吸入,避免大量氧气进入呼吸道,引起肺组织损伤。

8. 吸氧过程中要定时巡视,监测血氧饱和度,观察氧气装置有无漏气及患者缺氧状况有无改善。

9. 湿化水如少于三分之一时,请及时告知护士给予更换。

10. 患者停止吸氧时,及时撤除吸氧装置。

11. 可采用减轻噪声的吸氧装置,提高吸氧患者的舒适度。

12. 患者因如厕或外出检查而中断吸氧,返回病房时应及时告知护士重新连接,不可自行操作。

13. 氧气筒应置于阴凉处,周围严禁烟火及易燃品,距明火至少 5 m,距暖气装置至少 1 m,氧气表及螺旋口勿上油,不得用带油的手和扳手装卸氧气表,氧气筒搬运过程中要避免倾倒和碰撞。

14. 氧气筒内氧气不可用尽,筒内压力降至 0.5 MPa 时,即不可再用,以免灰尘进入筒内在充气时引起爆炸,对未用完或已用尽的氧气筒,应分别挂悬挂"满"或"空"标志,便于及时调换和急用时搬运,避免延误抢救时机。

（三）雾化吸入

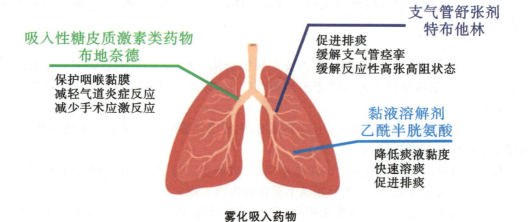

吸入性糖皮质激素类药物
布地奈德

保护咽喉黏膜
减轻气道炎症反应
减少手术应激反应

支气管舒张剂
特布他林

促进排痰
缓解支气管痉挛
缓解反应性高张高阻状态

黏液溶解剂
乙酰半胱氨酸

降低痰液黏度
快速溶痰
促进排痰

雾化吸入药物

【目的】

利用雾化装置将药液分散成细小的雾滴，以气雾状喷出，经鼻或口吸气时进入呼吸道，以达到消炎、平喘、改善通气功能的目的。

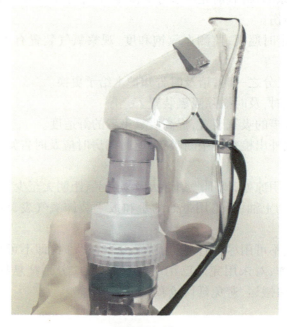

雾化吸入器

【注意事项】

1.保持呼吸道通畅，呼吸道分泌物较多的患者，雾化前应清除呼吸道分泌物。雾化前，患者面部保持清洁干燥，勿抹膏状、乳液之类的用品，以免雾化药物附着在脸上导致闷痘、毛发旺盛。

2.雾化前半小时尽量不进食,避免雾化吸入过程中气雾刺激,引起呕吐。

3.雾化时,患者应取坐位或半坐卧位,进行慢而深的吸气,吸气末稍停片刻,使雾滴进入呼吸道深部,然后用鼻子呼气,降低患者的不适感,保障用药的有效性。

4.雾化后,患者应漱口,用清水清洁面部,减少药物残留,雾化器应用清水冲洗,保持干燥,以备下次使用。

5.对于咳嗽无力、病情较重的患者,每次雾化结束后,给予叩背。叩背不仅能促使患者肺部和支气管内的痰液松动向大气管引流排出,还可促进心脏和肺部的血液循环,有利于支气管炎症的吸收,促进疾病痊愈。

6.雾化时所用流量大小请患者及家属不要随意调节,以免流量过大导致雾化器接口崩开或流量过小导致药液不能充分使用,进而影响治疗。

7.吸氧患者雾化结束请及时告知护士调成吸氧模式。

8.治疗时间一般为 15～20 min,在治疗过程中如有痰液应及时咳出。

9.患者在治疗过程中,如果出现头晕、胸闷、气喘、心悸及呼吸困难等情况,应立即通知护士,护士会根据医嘱调节治疗药物或停止使用。

10.氧气雾化吸入过程中,注意严禁接触烟火及易燃品,注意安全用氧。

(四)空气波压力循环治疗仪

【目的】

促进下肢血液回流,预防深静脉血栓。通过对多腔气囊有顺序地反复充放气,形成对肢体和组织的循环压力,对肢体的远端到肢体的近端进行均匀有效的挤压,促进血液和淋巴的流动及改善微循环的作用,加速肢体组织液回流,有助于预防血栓的形成、预防肢体水肿,能够直接或间接治疗与血液淋巴循环相关的诸多疾病。

【注意事项】

1.遵医嘱使用空气波压力循环治疗仪,已经确认或者是怀疑深静脉血栓的患者禁用。

2.有出血倾向者、充血性心衰、肺水肿或下肢严重水肿、肺栓塞或血栓静脉炎患者禁用。

3.下肢血管严重动脉硬化或狭窄、其他缺血性血管病及下肢严重畸形等患者禁用。

4.治疗应在患者清醒且无感觉障碍的状态下进行。

5.治疗过程中,注意观察患者的病情变化,观察下肢皮肤温度和颜色。如果出现胸闷、呼吸困难等不适症状,立即停止治疗,避免回心血量剧增,心脏负荷过重,导致心血管意外发生。

6.向患者说明治疗作用,解除其顾虑,鼓励患者积极参与配合治疗。

7.对老年血管弹性差的患者,压力值从小开始,逐步增加,到耐受为止。

8.患者及家属不可随意调节机器,以免对患者造成损伤。

9.治疗过程中,多巡视患者,及时处理异常。

10.开机前必须检查各处连接是否良好,接口处不能松动、滑脱。

11.使用时应防水防火,禁止把任何液体瓶放在治疗仪的机壳上,也应避开强电磁干扰。

12. 充气气囊反复使用应注意消毒,以防止交叉感染,可以用75%的酒精消毒,应避免高温高压损伤气囊,充气气囊应放置于阴凉、干燥处保管,避免针刺或钳夹气囊部。

13. 使用前应仔细检查气囊的气密性,使用中应避免尖锐或硬物接触气囊部,以防刺破气囊。

14. 年老体弱、孕妇应慎用双下肢充气治疗。禁止婴幼儿使用。

15. 第一次使用仪器的时间不得超过20 min,10～20 min为宜。使用时,如感觉异常或疼痛,应停止使用该仪器。

16. 根据患者的情绪及对压力的耐受程度,调节合适的压力。

(五)电动气垫床

【目的】

预防压力性损伤,适用于卧床、手术、体质消瘦、皮下脂肪过少或过多等患者。

【注意事项】

1. 使用电动气垫床能延长病患翻身时间,但无法完全取代翻身功能。

2. 避免尖锐物品刺破气囊,若不小心弄破,分离式气囊可单独替换。

3. 勿将床垫暴晒于阳光下,以免气囊的塑胶材质变性损坏。

4. 床垫可用软布以清水或中性清洁剂擦拭。

5. 若发现气垫塌陷,请及时告知护士查找原因。

6. 患者及家属请不要随意断开接口,勿随意断开电源线,以防气垫塌陷影响治疗效果。

(六)肠内营养泵

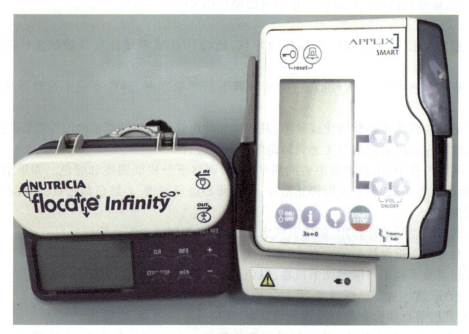

肠内营养泵

【目的】

肠内营养泵是可供鼻饲用的营养型输注泵。可通过鼻饲管输入水、营养液等。具有自动输液,输完报警和快排、反轴等功能,是改善患者的营养状况、治疗疾病的基础条件。

【注意事项】

1. 肠内营养液的输入速度根据病情调整,患者及家属不要随意调节(过快导致肠道不适引起腹胀、腹泻等症状,或过慢达不到补充营养的作用。)

2. 肠内营养液持续输入时取半坐卧位,抬高床头 35°～40°,利于营养液顺利输入,防止误吸而引起肺部感染。

3. 妥善固定鼻饲管,不可过度牵拉,防止脱出。(鼻饲患者鼻腔黏膜及耳郭如有红、肿、疼痛等不适感,应及时告知护士给予处理。)

4. 在肠内营养泵输入过程中,如果出现机器报警,及时告知护士。

5. 肠内营养液输注过程中,如患者有腹胀明显、呕吐等不适要及时通知护士处理。

6. 灌注药液前先核对药物,确认准确无误后再研碎,用温开水溶解后灌入。

7. 每次鼻饲量不超过 200 mL,间隔时间不少于 2 h,鼻饲后用 20～50 mL 温开水冲洗鼻饲管腔,以免堵塞。长期留置鼻胃管,一般 4～6 周更换,换置另一侧鼻孔,每天用油膏涂抹鼻腔。

8. 仔细记录肠内营养液的输注量、速度、浓度及配置方法。避免其他食物加入营养液。使用肠内营养泵前,应注意校正输注速度和输注总量。

9. 口腔护理每日 2 次,密切观察口腔黏膜和鼻腔黏膜情况,预防并发症。

10. 观察肠内营养泵运转情况,鼻饲液温度控制在 38～40 ℃,过冷、过热均可引起腹泻或其他胃肠疾患。营养液的浓度由低到高,速度由慢到快,温度要适宜。

11. 躁动患者要给予一定的保护性约束,防止鼻胃管脱出。

12. 输注期间鼓励患者多活动,可以在床上做适当的功能锻炼,促进肠蠕动,利于营养液的吸收和能量的转换及储存。

13. 用 70% 的乙醇擦拭设备表面进行消毒。每次使用后应当尽快清洁营养泵,避免溢出液体累积与硬化,清洁前应先关闭电源,断开电源线及插座连接,用柔软湿润的清洁布巾擦拭营养泵,清洁后将泵放置在通风阴凉的环境下风干,避免阳光直射。

14. 轻搬轻放、专人保管、定时检查、注意防尘、按时清洁仪器。防止液体流入机器导致电路板受损,使用完毕及时关掉开关。

（七）微量注射泵（输液泵）

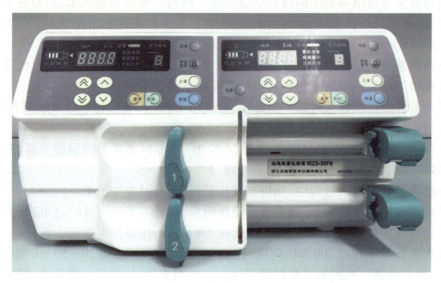

输液泵

【目的】

控制静脉给药速度，精准给药。微量注射泵、输液泵可以将药物精确、均匀、持续地输入体内，严格控制药物用量，保持药物最佳的有效浓度，合理的调节药物的注射速度，连续输注各种急需的药物，减少并发症的发生。

【注意事项】

1. 嘱患者及家属不要随意调节注射泵或输液泵表面的参数，以免影响治疗效果，甚至发生不良反应。

2. 微量注射泵可以蓄电，在患者下床活动时可随身携带。返回病床时请及时告知护士再重新连好，以免延误治疗。挪动注射泵、输液泵时应预防泵的电源因牵拉而导致意外发生。

3. 泵入药物的一侧肢体不能剧烈运动，管路长度有限，应妥善固定，不要过度牵拉，防止脱出。翻身活动时注意不要将管道受压、扭曲。

4. 输液过程中，液体结束、滴空，或者出现局部红肿、回血、外渗、机器报警等情况，患者及时按床头呼叫器，以便护士及时处理。在输液过程中，护士需定时巡视病房。

5. 如需上厕所可呼叫医护人员，切不可自行处理。

6. 保证用药剂量的准确，正确设置参数。

7. 在输入过程中，密切观察泵入情况并保持通畅，如有报警，及时查找原因做好相应的处理措施。

8. 注射器与泵延长管之间要连接紧密。

9. 观察用药后的反应及局部有无渗出红肿情况，每24 h要更换注射器及延长管，如有污染立即更换，长期使用注射泵的患者每24～48 h更换一次注射部位，做好泵的保养和清洁。

10. 清洁微量泵时,确认已经关闭泵电源且将交流电源导线拔出,严禁将泵置于任何液体消毒剂中浸泡。

11. 使用前,确保擦干仪器,特别是交流电源接口处。

12. 按药物要求进行避光,注意观察穿刺部位、用药效果及有无不良反应,发现异常及时通知护士。

13. 注射泵、输液泵发生故障时,护士应该立即停用该设备,同时评估患者生命体征及病情变化,清醒患者做好心理护理。

(八)医用振动排痰仪

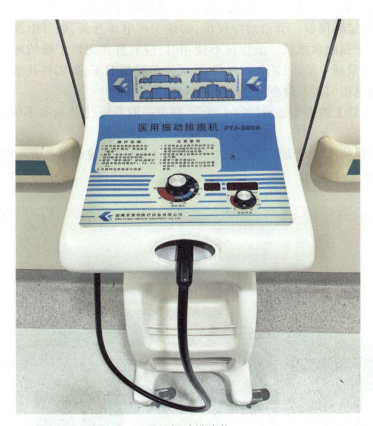

医用振动排痰仪

【目的】

代替传统的人工胸部叩击、定向挤推进行的体位引流,协助术后患者增强排除呼吸道分泌物的能力,改善淤滞的肺部血液循环状况,预防、减少呼吸系统并发症的发生。

【注意事项】

1. 房颤、室颤、急性心肌梗死、肺出血及咯血,肺部血栓、气胸、胸壁疾病,不能耐受震动的患者禁用。

2. 对于可以行走的患者,在进行叩击治疗后,应下床活动,以帮助肺部纤毛运动,利于排痰。

3.操作后痰液松动,患者应深呼吸及有效咳痰,若无力咳嗽,或痰液无法咳出,及时告知护士,必要时吸痰。叩击排痰前最好进行 20 min 雾化治疗或配合体位,引流效果更佳。

4.宜在空腹或餐后 2 h 时振动排痰,如,2~4 次/d,每次 5~10 min,排痰前 1 h,停止鼻饲,以防发生反流。

5.排痰时切忌摩擦皮肤,以防产生热量可灼伤皮肤。

6.避免交叉感染,应尽量使用一次性叩击头罩。

7.操作部位出现出血点皮肤瘀斑、新出现的血痰,或使用仪器过程中,患者高度精神紧张,出现明显的心率、血压等生命体征改变,应考虑停止使用。

8.治疗仪应定期保养。清洁治疗仪前,必须关掉电源开关,断开电源线。清洁治疗仪时,用柔软的干布蘸水擦拭。治疗仪不使用时,应放置在通风干燥的地方。治疗仪应防潮、防高温、尽量减少搬运,避免强烈震动,无论何种情况下,如需打开治疗仪机箱都应断开电源,以防电击引起人身事故。

9.叩击接合器上的箭头必须指向主气管,频率一般不超过 35 cps,不同的患者应选择不同的叩击头。

10.患者有排痰需求时请告知护士,由专业人士操作,请家属及患者不要自行操作。

(九)低恒压吸引器

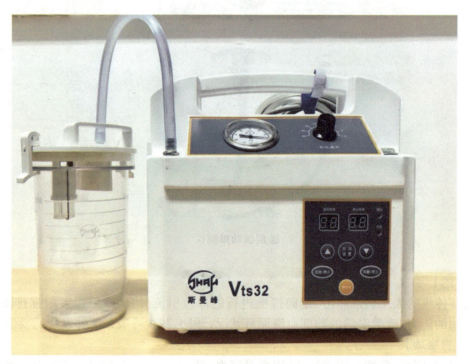

低恒压吸引器

【目的】

用于持续性或间断性气液引流,根据患者病情和具体情况,调整引流模式,主要用于术后漏气的患者。

【注意事项】

1. 保持管道密闭,检查吸引器性能是否良好,连接是否正确,吸引器负压适中。

2. 不可随意调节按钮,以免吸力过大或过小影响治疗。

3. 电源不可中断,床旁活动时,应注意观察各路管道,妥善固定,如若有管道脱落、电源中断等情况发生,及时告知护士,以免延误病情。

4. 使用过程中,注意观察储液瓶内液体平面。

5. 如需如厕或外出检查等需中断吸引器的情况,可以按呼叫器请护士暂时中断吸引器连接口,返回病房时再重新连好。

(十)特定电磁波治疗器

【目的】

通过电磁波对人体产生生物效应,从而提高对机体内各种酶的活性,以达到修复和疏通微循环通道、改善血液循环、调节神经分泌系统、增强免疫力,恢复身体健康的目的。

【注意事项】

1. 根据患者病情需要,将治疗器与患者病灶部位表面之前,照射距离调整为 30~40 cm,当局部皮肤表面的温度 40~45 ℃或患者照射感觉舒适为宜,不可随意调节距离,以免烫伤或影响疗效。若照射后发现皮肤灼伤或者起水泡,应及时告知护士处理。

2. 孕妇,儿童,危、重、急诊患者,装有起搏器、除颤器、电子植入物的患者,眼疾、心脏病患者,感觉迟钝、失常者等要在医生指导下谨慎使用。急性损伤 72 h 内、妊娠期等应禁用,儿童、高龄患者慎用。

3. 高血压患者不得照射头部,幼童及高龄患者需家属陪同。

4. 用于治疗面部时,应采取有效措施,保护或罩住眼睛,可佩戴防目镜。对眼部的照射必须在医生的指导下进行,以免眼球发生干涩现象。

5. 在使用治疗器过程中,由于个体差异,如出现皮肤过敏,或其他不适症状,应立即停止使用。

6. 使用治疗器时,身体治疗部位必须完全裸露照射,否则影响疗效。照射前,皮肤不宜涂抹药物。

7. 如果照射结束后出现红斑、水疱,保持局部皮肤受损清洁干燥,避免溃疡。下次治疗时请告知,适合维持原有能量或减少末次能量的 20%。

8. 创面结痂后,切忌强行剥脱痂皮,应任其自行脱落。结痂区域应注意保护治疗区域,不沾水、不化妆、禁止抓挠,可酌情给予促使皮肤修复的药物。

9. 治疗后注意局部保湿、防晒,少食油腻辛辣刺激的食物,保持心情愉快。

10. 患者及家属不可随意调节仪器上的数值,以免温度过高或时间过长影响疗效。

11. 设备在使用前应进行预防性检查,观察治疗器外观有无损坏,电源连接是否良好。

12. 治疗器在使用过程中,切勿用手接触治疗头网罩以免烫伤,不可剧烈转动、摇晃和快速移动,以防止治疗器倾倒,造成烫伤的危险。

13. 使用治疗器时,电源插座必须可靠接地,以免造成人身伤害,禁止将治疗器放在不平整和松软的地方使用,以免倾倒造成治疗器损坏,或因倾倒造成烫伤及人身伤害。

14. 治疗器使用过程中,防止有任何液体溅入。

15. 使用时不可在治疗头上搭挂掩盖物,电源线不可搭挂在治疗头和支臂上,照射治疗时,在照射范围内不得有易燃物品,包括棉被、易燃的布料等易燃物,以免因使用不当而发生火灾。

16. 长期不使用时,请将治疗器放置于通风、干燥、儿童不易碰触的地方。

17. 每个月应清洁1次治疗器,在清洁治疗器之前,请先拔下电源插头,用干毛巾擦拭治疗器,不能使用水及酒精等液体擦拭机器。

18. 每个月检查各部件,连接处螺丝有无松动。使用前检查治疗头上防护圈是否安装牢靠,如未安装或未安装牢固禁止使用。

19. 半年查看治疗器是否在保质期内,超过保质期请勿使用。

20. 为确保使用安全和延长使用寿命,使用完毕后请拔下电源插头,待治疗头冷却后,用干毛巾遮住治疗头。

21. 本治疗器仅限专用人员维修,否则可能会造成人身伤害或财产损失。

十四、胸外科常见护理应急处置

(一)急性肺栓塞的护理应急预案

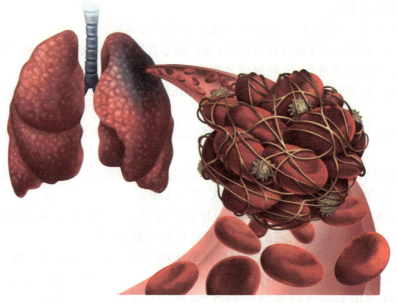

肺栓塞

1. 绝对卧床,保持安静,有效制动。

2. 立即通知医生,准备好抢救物品。

3. 高流量吸氧 4~6 L/min。当合并严重呼吸衰竭时可使用面罩无创性机械通气或经气管插管机械通气。但注意应避免气管切开,以免在抗凝或溶栓过程中发生局部不易控制的大出血。

4. 迅速建立静脉通道。遵医嘱使用抗生素、抗凝药。急性循环衰竭患者遵医嘱应用正性肌力药物和血管活性药物,如多巴胺、多巴酚丁胺和去甲肾上腺素,密切观察各种药物的治疗效果及副作用。

5. 持续心电监护,严密观察神志、心率、心律、呼吸、血压、血氧饱和度的变化。同时观察发绀、胸闷、憋气、咳嗽等情况及胸部疼痛有无改善。尽量减少搬动,注意保暖。

6. 观察四肢皮温和末梢循环改善情况。根据血压情况合理调节升压药的浓度和滴速。

7. 留置导尿管,准确记录每日尿量及 24 h 出入液量。

8. 监测血气分析及电解质。

9. 遵医嘱准确及时给予溶栓治疗,注意观察出血等并发症的发生。

10. 肢体肿胀者嘱其抬高下肢,不要过度屈曲,忌用手按摩下肢肿胀处,防止栓子脱落。如下肢肿胀疼痛剧烈,及时给予止痛剂。

11. 给予低盐、低钠、高蛋白、高纤维素易消化饮食,少量多餐,少食速溶性易发酸食物,以免引起腹胀。保持大便通畅,防止因用力排便而致栓子脱落。

12. 做好相关护理记录。

(二)患者窒息应急预案及流程

1. 发现患者窒息应立即抢救,同时通知医生,必要时行环甲膜穿刺,解除通气障碍,迅速建立静脉通道。

2. 根据不同病因做不同处理,如因痰液堵塞气道应尽快吸痰;如因异物引起,立即行手术取出异物。准备好抢救药物及用物,如气管切开包、吸引器、吸氧装置、心电监护设施等。

3. 持续吸氧,严密监测患者生命体征,保持呼吸道通畅,根据医嘱给予抢救药物治疗,雾化吸入,减轻局部水肿。

4. 需要气管切开者,备好气管切开包、无影灯、吸引器等,严密观察患者生命体征,特别注意气管切开后的呼吸情况。

5. 气管切开后发生呼吸困难,应立即拔除内套管后吸痰,观察患者血氧饱和度及呼吸困难情况有无改善。

6. 固定好外套管,防止滑脱,在管口覆盖无菌生理盐水浸湿的纱布,保持内套管通畅,必要时给予雾化吸入或气管内湿化。

7. 遵医嘱使用镇静剂,但禁用吗啡,遵医嘱应用抗生素,以控制感染。

8. 抢救过程中,及时告知家属患者病情变化,抢救结束后 6 h 内准确如实地完成抢救记录。

(三)胸管滑脱的护理应急预案

1. 发现患者管道脱落,使用无菌敷料捏紧胸壁伤口,立即通知值班医生。

2. 同时呼叫其他同事为患者进行生命体征的测量。

3. 立即查看脱落管道是否完整。

4. 严密观察患者病情变化及血氧饱和度变化,并做好记录。

5. 根据医嘱进行处理,必要时协助医生进行重新留置。

6. 安抚患者,做好心理护理。

7. 对患者及家属进行管道知识宣教。

8. 科室组织分析讨论,上报护理安全(不良)事件。

(四)胸膜反应的护理应急预案

1. 行胸腔穿刺术前,应先询问患者,消除引起不良反应的诱因如:饥饿、心慌、频繁咳嗽、胸闷等。

2. 出现胸膜反应时立即停止穿刺。

3. 协助平卧,氧气吸入 3 ~ 10 L/min,保持室内空气新鲜,并注意保暖。

4. 观察神志变化,严密监测血压、呼吸、脉搏、血氧饱和度。

5. 意识丧失者立即建立静脉通路,遵医嘱应用抢救药物。

6. 疼痛剧烈者给予解痉、镇痛剂。

7. 安慰患者及家属,加强心理护理。

8. 做好护理记录。

(五)支气管扩张大咯血窒息的护理应急预案

1. 立即取头低足高俯卧位,迅速清除口咽部、鼻部血块,轻拍患者健侧背部,促使气管内淤血排出。同时通知医生,备抢救车、负压吸引器等抢救设备。

2. 高流量吸氧 4 ~ 6 L/min,做好气管插管、人工通气的准备,必要时进行气管插管或气管切开,以较粗内径的吸痰管吸引,行呼吸机辅助呼吸。

3. 迅速建立双静脉通路,遵医嘱快速输液补充血容量,纠正休克,应用止血药物如垂体后叶素,少量镇静剂,给予抗生素治疗,必要时输血。

4. 配血、查血生化及血常规。

5. 持续心电监护,呼吸、心搏骤停者,应立即进行心肺复苏。

6. 监测生命体征,密切观察咯血量、血压、呼吸、脉搏、意识、皮肤黏膜及末梢循环情况,观察有无头痛、腹痛等药物不良反应。

7. 急性大咯血经内科保守治疗无效而病变局限且危及生命时转外科手术治疗。

8. 准确记录出入液量。

9. 做好口腔及皮肤护理,及时清理血迹、污物,注意保暖,保持病室安静。

10. 做好相关护理记录。

(六)糖尿病酮症酸中毒的护理应急预案

糖尿病酮症酸中毒为最常见的糖尿病急症。常见诱因有感染、胰岛素治疗中断或不适当减量、饮食不当,各种应激如创伤、手术、妊娠和分娩等。早期血酮升高称酮血症,尿酮排出增多称酮尿症,统称为酮症。病情进一步发展,出现神志障碍,称糖尿病酮症酸中毒昏迷。

【应急预案】

1. 立即使患者平卧,抬高床头 15°～30°,注意保暖,吸氧,监测体温、脉搏、呼吸、血压,观察神志及呼气中有无酮味。

2. 立即通知医生。

3. 急查血常规、电解质、动脉血气分析、尿酮、血糖。

4. 立即建立双路静脉通道,一路通道遵医嘱快速补充生理盐水纠正脱水,开始补液速度可在 2 h 内输入 1 000～2 000 mL,第 1 个 24 h 输液总量 4 000～5 000 mL,严重失水者可达 6 000～8 000 mL。如果患者神志不清、老年、心功能不全者提倡鼻饲胃肠道补液。

5. 另一路通道遵医嘱小剂量胰岛素治疗,胰岛素用量 0.1 U/(kg·h)。监测血糖变化,每小时监测 1 次,血糖下降速度控制在每 3.9～6.1 mmol/L。当血糖降至 13.9 mmol/L 时,及时通知医生,调节治疗方案改为 5% 葡萄糖溶液。

6. 纠正电解质及酸碱平衡失调,见尿补钾,根据电解质调节补钾量的多少。若尿量 <30 mL/h,应暂缓补钾,待尿量增加后再补。

7. 监测血气分析和电解质变化,观察尿酮。

8. 遵医嘱留置尿管,观察每日尿量,记录 24 h 出入液量。

9. 观察神志、生命体征、呼吸深浅度及气味、皮肤弹性、消化道状况、球结膜、尿量的变化。

10. 加强口腔、皮肤、会阴部的护理。

11. 安慰患者,做好心理护理,并加强糖尿病知识教育。

(七)低血糖昏迷的护理应急预案

低血糖症是一组多种病因引起的以血浆葡萄糖(简称血糖)浓度过低,临床上以交感神经兴奋和脑细胞缺糖为主要特点的综合征。一般以血浆葡萄糖浓度低于 2.8 mmol/L 作为低血糖症的标准。

【应急预案】

1. 判断意识,立即通知医生,测量体温、脉搏、呼吸、血压。保暖,吸氧。

2. 监测血糖,立即建立静脉通路,给予 50% 葡萄糖注射液 40～60 mL 静脉注射,10% 葡萄糖注射液持续静脉滴注直至患者清醒,同时应用保护脑细胞药物。

3. 安置患者取舒适卧位,头偏向一侧,防止舌后坠,保持呼吸道通畅,备吸引器。

4. 随时监测血糖及电解质变化,并及时通知医生。

5. 鼻饲饮食,保证营养。

6. 严密监测神志、体温、脉搏、呼吸、血压的变化。

7. 加强生活护理,保持口腔、皮肤及会阴部清洁。

8. 积极治疗原发病,清醒后加强健康教育。

（八）张力性气胸的护理应急预案

1. 准备床单元、抢救药品及器械如吸痰装置、吸痰器、穿刺包、监护仪器、胸腔引流装置等。

2. 严密观察胸闷、呼吸情况,必要时用粗针头刺入胸膜腔排气,通知医生。

3. 协助取半卧位,氧气吸入 3～10 L/min,监测血氧饱和度、血压、呼吸、脉搏的变化。

4. 迅速建立静脉通路,遵医嘱用药,协助医生放置胸腔闭式引流管。

5. 对家属进行的知识宣教,包括饮食、活动、管道等。加强心理护理,做好护理记录,加强巡视。

（九）患者跌倒应急预案与流程

1. 检查患者活动区域的灯光、地面设施,不断改进完善,消除安全隐患。

2. 当患者突然跌倒时,护士应立即检查患者摔伤情况,并通知医生,协助医生判断患者的伤情程度、全身状况等,并初步判断跌倒的原因,上报病区护士长。

3. 对疑有骨折或肌肉、韧带损伤的患者,根据摔伤的部位和伤情,采取正确的搬运方法将患者抬至病床;协助医生对患者进行检查,必要时遵医嘱行 X 射线检查及其他治疗。

4. 对于摔伤头部者,如出现意识障碍等危及生命的症状时,应立即将患者轻抬至病床,严密观察病情变化,注意瞳孔、神志、呼吸、血压等生命体征的变化情况,及时通知医生,迅速采取相应的急救措施。

5. 受伤程度较轻者,可搀扶或用轮椅将患者送回病房,嘱其卧床休息,安慰患者,并测量生命体征,根据医嘱做进一步检查或治疗。

6. 对于皮肤出现瘀斑者进行局部冷敷;皮肤擦伤渗血者用碘伏清洗伤口后,以无菌纱布包扎;出血较多或有开放性伤口者先用无菌敷料压迫止血,再由医生酌情进行伤口清创缝合,创面较大伤口较深者遵医嘱注射破伤风针。

7. 加强巡视,密切观察采取措施后的效果,直到病情稳定。

8. 准确、及时书写护理记录单,认真交接班。

9. 向患者了解跌倒的情形,帮助患者分析跌倒的原因,向患者做好宣教指导,提高患者的自我安全意识,制定防范措施,尽可能避免再次摔伤。

10. 按照护理安全(不良)事件报告管理规定逐级上报。

（十）患者坠床/摔伤应急预案与流程

1. 患者不慎坠床摔伤,护士应立即到达现场,安慰患者,嘱患者制动,通知医生。

2. 对患者的情况做出初步判断,如测血压、心率、呼吸、判断患者意识等。

3. 协助医生进行检查,为医生提供信息,遵医嘱进行正确处理。

4. 如病情允许,将患者移至抢救室或病床上。

5. 病情危重时准备好抢救物品、药品,配合医生抢救,通知护士长。

6. 加强防护措施,如加用床边护栏、约束带等。

7. 严密观察病情变化,记录坠床/摔伤的经过及抢救过程,认真做好交接班。

8. 按照护理安全(不良)事件报告管理规定逐级上报。

十五、肢体功能锻炼三日操

见表2-4-3。

表2-4-3 肢体功能锻炼三日操

时机	方法	动作要领	频率
术后当日（全麻清醒后）	握拳	仰卧位,双臂伸直,自然放于身体两侧,双手掌心朝上,五指同时屈伸做握拳动作	2次/d 5~10 min/次
	手腕弯曲	仰卧位,双臂伸直,自然放于身体两侧,双手掌心朝上,肩关节后缩,大臂、前臂紧贴躯干,不能离开床面,手腕弯曲,双手同时握拳,然后缓慢复原	
	屈肘	仰卧位,双臂伸直,自然放于身体两侧,双手掌心朝上,肩关节后缩,大臂紧贴躯干,不能离开床面,前臂弯曲,双手同时握拳,然后缓慢复原	
	直臂弯曲	仰卧位,双臂伸直,自然放于身体两侧,掌心朝下,肩关节后缩,尽量抬起,然后缓慢复原	
	踝泵运动	患者仰卧位,两腿伸直,缓慢用力最大角度的勾脚尖,腿部有拉伸感,在最大位置上坚持10 s,然后用力最大角度向下踩,在最大位置上坚持10 s	
	桥式运动	患者仰卧位,双腿屈曲,伸髋抬臀,并保持5~10 s,然后缓慢还原	
术后第一日	展翅	患者坐位,双臂自然垂于身体两侧,掌面朝下,两臂在身体两侧伸直逐渐抬高,与肩部平行,然后缓慢还原	2次/d 20~30 min/次
	拥抱	患者坐位,双臂自然垂于身体两侧,掌面朝上,双臂平行抬高,与身体垂直,向胸前做拥抱动作,然后缓慢复原	
	梳头	患者坐位,颈部不要倾斜,患侧肘部抬高,模拟梳头动作	
	上举	患者坐位,颈部不要倾斜,健侧手托住患侧肘部,做上肢上举过头顶运动	
	屈髋屈膝	患者半卧位,两腿伸直,大腿放松,单膝盖直立,脚跟贴于床面向臀部靠近,在最大位置上坚持5~10 s,然后缓慢复原,两腿交替	
	腿部外展	患者半卧位,两腿伸直,大腿放松,单侧腿尽量向侧边移动,最大位置上坚持5~10 s,然后缓慢复原,两腿交替	
	髋关节旋前旋后	患者半卧位,两腿伸直,大腿放松,右腿脚踝放于左腿膝盖上,右腿膝盖直立向内靠近,最大位置上坚持5~10 s,然后缓慢复原,两腿交替	

续表2-4-3

时机	方法	动作要领	频率
术后第二日	摸耳朵	患者坐位,颈部不要倾斜,患侧上肢上举,绕过头顶触摸对侧耳朵,然后复原,做5~10次	2次/d 15~20 min/次
	抖动手臂	患者坐位或立位,双臂自然垂于身体两侧,双手抖动带动手臂抖动,做5~10次	
	蝴蝶飞舞	患者半卧位,双手十指交叉枕于脑后,两肘在前面开合,保持两肘高度一致,并向后缓慢大范围展开,做5~10次	
	床上单抬腿	患者半卧位,两腿伸直,大腿放松,膝关节不要弯曲,单侧腿伸直向上抬起,最大位置上坚持5~10 s,然后缓慢复原,两腿交替,做5~10次	
	床旁单抬腿	患者坐于床旁,双腿自然下垂,单腿膝盖不要弯曲,脚尖朝上,尽量向上抬起,在最大位置坚持5~10 s,然后缓慢复原,两腿交替做5~10次	
	原地踏步走	患者站立,原地踏步走	
术后第三日	抱胸	患者直立,双臂在胸前交叉,双手中指指尖在后背所达的最大位置坚持5~10 s,然后缓慢复位	2次/d 20~30 min/次
	大象鼻子	患者坐位,双臂自然垂于身体两侧,在腹部十指交叉握拳,上臂伸直,肘部不要弯曲,逐渐上抬至最大位置,坚持5~10 s,然后缓慢复原	
	爬墙	患者面墙直立,脚尖贴墙,双臂自然垂于身体两侧,患侧上肢逐渐缓慢上举,以不疼痛为宜,中指指尖所达的最高点高度坚持5~10 s,然后复位	
	单腿直立	患者立位,双手扶住走廊扶手或床尾,单腿直立5~10 s,然后复位,左右腿交替	
	家属扶行走	家属扶行患者在走廊步行5~10 min,逐渐增加行走时间	

术后康复锻炼

一、手术当日

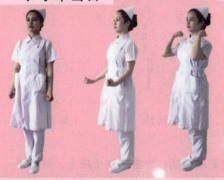

握拳运动　手腕弯曲运动　屈肘运动

手腕弯曲运动：手臂自然放在身体两侧，双手掌心朝上，肩关节后缩。双腿绷直，呼气手腕弯曲，吸气还原，双上臂紧贴躯干，动作缓慢，做5~10次。

(活动关节：腕关节)

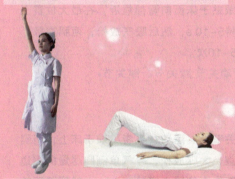

直臂弯曲运动　　桥式运动

直臂弯曲运动：双手自然放在身体两侧，掌心朝下，肩关节后缩。双腿绷直，腹部微收，呼气手臂尽可能向上抬起，然后吸气缓慢恢复原位，做5~10次。

(活动关节：肩关节)

桥式运动：患者仰卧，双腿屈曲，然后呼气伸髋、抬臀，并保持5~10 s，吸气缓慢还原，做5~10次。

(活动关节：膝关节、髋关节)

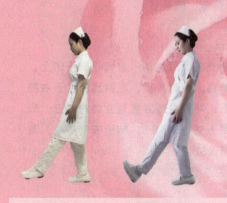

踝泵运动1　　踝泵运动2

踝泵运动：患者可平躺于床上，两腿伸直，大腿放松，呼气缓慢用力尽量大角度勾脚尖，在最大位置上坚持10 s；然后吸气缓慢还原，呼气用力的尽量大角度的向下踩，在最大位置上坚持10 s。双脚一块儿做，连续做5次。

(活动关节：踝关节)

二、手术后第一日

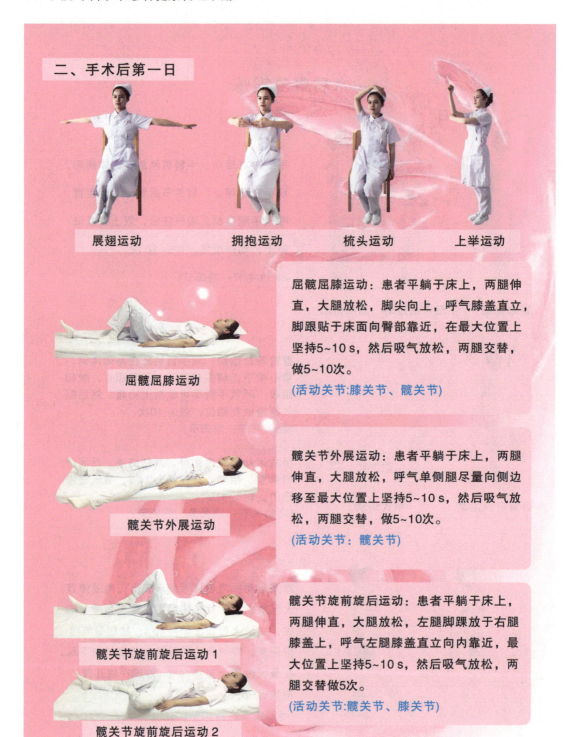

展翅运动　　　拥抱运动　　　梳头运动　　　上举运动

屈髋屈膝运动

屈髋屈膝运动：患者平躺于床上，两腿伸直，大腿放松，脚尖向上，呼气膝盖直立，脚跟贴于床面向臀部靠近，在最大位置上坚持5~10 s，然后吸气放松，两腿交替，做5~10次。
(活动关节:膝关节、髋关节)

髋关节外展运动

髋关节外展运动：患者平躺于床上，两腿伸直，大腿放松，呼气单侧腿尽量向侧边移至最大位置上坚持5~10 s，然后吸气放松，两腿交替，做5~10次。
(活动关节：髋关节)

髋关节旋前旋后运动1

髋关节旋前旋后运动2

髋关节旋前旋后运动：患者平躺于床上，两腿伸直，大腿放松，左腿脚踝放于右腿膝盖上，呼气左腿膝盖直立向内靠近，最大位置上坚持5~10 s，然后吸气放松，两腿交替做5次。
(活动关节:髋关节、膝关节)

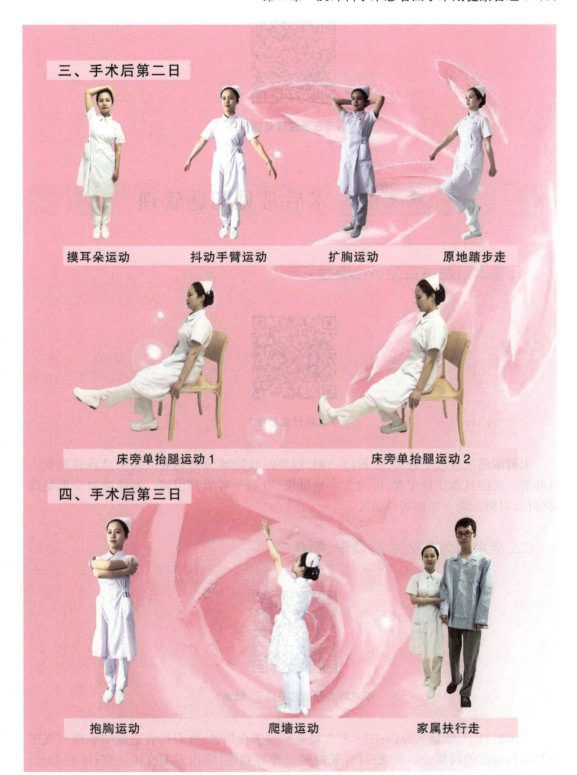

三、手术后第二日

摸耳朵运动　　抖动手臂运动　　扩胸运动　　原地踏步走

床旁单抬腿运动 1　　床旁单抬腿运动 2

四、手术后第三日

抱胸运动　　爬墙运动　　家属扶行走

肢体功能锻炼三日操

术后三日快速康复操视频

第五节 术后常见问题管理

一、手术后应该采用什么卧位？

手术后什么卧位？

未清醒前患者取平卧位，头偏向一侧，以免呕吐物或分泌物吸入而窒息或并发吸入性肺炎。清醒且血压稳定者，可改为半坐卧位，以利于呼吸和引流。避免采取头低足高仰卧位，以防膈肌上抬而妨碍通气。

二、手术后为什么总是口干、咽痛？

手术后为什么总是口干、咽痛？

手术后口干、咽痛的原因：围术期常规手术前禁食禁饮；气管插管造成咽喉部和气道黏膜损伤引起的局部炎症刺激；口腔长时间与外界相通；室内温湿度不适宜；体液丢失；吸入麻醉药乙醚对呼吸道黏膜有轻微刺激作用；麻醉相关药物的应用抑制了腺体和口腔黏膜的分泌作用。

三、口干、咽痛怎么办?

口干、咽痛怎么办?

1.改善口腔环境,选择适合的漱口水坚持漱口。
2.全麻清醒后,非食管手术患者可适当饮水或进食酸性食物促进腺体分泌。
3.术后遵医嘱雾化吸入可有效缓解术后咽痛等不适症状。

四、为什么手术后会出现幻觉、胡言乱语?

为什么手术后会出现幻觉、胡言乱语?

1.患者术前对疾病担忧、恐惧,担心手术意外、手术失败或给家属带来沉重的经济负担,导致思想负担沉重。
2.高龄或术前合并有脑器质性疾病、精神障碍的患者,术后易发生精神系统并发症。
3.手术创伤、麻醉副作用、疼痛等刺激会使患者出现胡言乱语、幻觉、注意力不集中、睡眠紊乱等问题。
4.家属不用过于担心,首先告知医生,及时对症治疗,其次需要多陪伴,对患者要有耐心,消除其恐惧感,保证睡眠,且要预防跌倒、坠床等意外的发生。

五、为什么会出现心律失常?

为什么会出现心律失常?

外科手术创伤、术后的缺氧、水电解质失衡和麻醉药物的应用,或者患者本身合并有心血管疾病,都会引起患者术后心律失常。出现心律失常应及时治疗,对症处理,家属给予患者心理安抚和陪伴,创造安静的休养环境,避免情绪紧张,加重症状。

六、为什么会出现尿潴留?

为什么会出现尿潴留?

1. 合并有前列腺增生的老年患者。
2. 麻醉后排尿反射受抑制。
3. 切口疼痛引起后尿道括约肌和膀胱反射性痉挛。
4. 手术后对膀胱神经的刺激。
5. 患者不习惯床上排尿。
6. 镇静药物用量过大或低血钾等。

七、为什么会有恶心、呕吐的症状?

为什么会有恶心、呕吐的症状?

1. 恶心、呕吐是最常见的麻醉反应,待麻醉作用消失后症状可缓解。
2. 手术对胃肠道的刺激或引起幽门痉挛。
3. 药物影响,常见的如环丙沙星类抗生素、复方氨基酸、脂肪乳剂等。
4. 严重腹胀。
5. 水、电解质及酸碱平衡失调等。
6. 变换体位过大过快。

八、患者术后恶心、呕吐如何处理?

患者术后恶心、呕吐如何处理?

1. 呕吐时,头偏向一侧,及时清除呕吐物。
2. 使用镇痛泵者,联系麻醉医师及时调整药物。
3. 遵医嘱应用止吐及解痉药物,持续呕吐者及时查明原因处理。
4. 在饮食上主张清淡易消化饮食。
5. 穴位刺激。
6. 起身缓慢,幅度不易过大。

九、为什么手术后使用镇痛泵镇痛效果不理想?

为什么手术后使用镇痛泵镇痛效果不理想?

1. 组织缺血缺氧、平滑肌痉挛、紧张、焦虑等。
2. 术后主要是切口疼痛,皮肤及皮下组织缝合局部受牵拉也可引起疼痛。
3. 各种管道的刺激。
4. 患者术后咳嗽、深呼吸、行走和肢体功能锻炼时可引起术后活动性疼痛。

十、术后疼痛如何处理?

术后疼痛如何处理?

1. 树立正确的镇痛观念 麻醉性镇痛药造成成瘾的概率很小,适量镇痛药不影响伤口的愈合,对肠蠕动减慢的影响较小。

2. 非药物处理 保持病房安静、舒适,避免噪声,减少不良刺激,取舒适卧位,缓慢深呼吸放松全身肌肉,按摩背部或肢体,听音乐或聊天等来转移注意力以缓解疼痛。

3. 药物处理 建议手术后使用自控式镇痛泵,患者感觉伤口或置管处开始疼痛不舒服时,或活动之前,或咳嗽之前,按压一下自控式镇痛泵按钮,可达到快速镇痛效果。如果效果不理想或使用完毕,可告知医护人员给予肌内注射或静脉滴注或口服镇痛药,约15 ~ 20 min 可疼痛缓解。

十一、关于疼痛有哪些注意事项？

关于疼痛有哪些注意事项？

1. 注意固定伤口,如果您要翻身、活动或咳嗽时,可以使用双手固定伤口处。

2. 手术后若有引流管,护士会妥善固定,活动或翻身时不要过度牵拉引流管造成疼痛不适。

3. 手术后适当肢体功能锻炼,可以减轻腰背部酸痛。

4. 请主动表达手术后不舒服的感觉,尤其有心脏血管疾病、糖尿病病史的患者,因为疼痛未获得缓解,容易导致原有的疾病复发或合并症产生。

5. 手术后恢复的过程中,放松心情是很重要的,过度担心的情绪会影响疼痛的缓解,请避免焦虑、紧张情绪。

十二、术后早期为什么会觉得胸闷？

术后早期为什么会觉得胸闷？

1.术后肺功能较术前下降,缺氧。

2.痰液过多,未能及时咳出。

3.患者有心脏疾患,心功能不足。

4.患者术后活动量过大,也会造成胸闷、气短等症状。

5.情绪激动、心理紧张。

十三、怎样才能缓解胸闷?

怎样才能缓解胸闷?

1.遵医嘱氧气吸入,抬高床头。

2.积极治疗原发病;进行呼吸功能锻炼,遵医嘱雾化吸入,有效咳嗽咳痰。

3.术后适量肢体功能锻炼,若患者出现胸闷及时停止,必要时卧床。

4.经常开窗通风,使空气流通,不到人员密集的地方;保持心情舒畅。

十四、手术后该如何咳痰?

手术后该如何咳痰?

1.分段咳嗽 患者先进行一连串的小声咳嗽,促使支气管分泌物脱落,将痰液引至大气管,再用力咳嗽将痰液咳出。

2.声性咳嗽 患者咳嗽有剧痛时,可指导患者先深吸气,吸气末通常需屏气3 s,张口并保持声门开放,用力呼气,发出"哈"的声音,而后再咳嗽,为了减轻咳嗽时引起的伤口疼痛和减少伤口张力,可以在咳嗽时用手按压伤口处,以减轻疼痛。

3.爆发性咳嗽 患者深吸气后声带关闭,随之胸腹肌骤然收缩,继而一声将气冲出。

十五、手术后为什么会发热?

手术后为什么会发热?

1. 由于手术创伤的反应,术后患者的体温可稍升高 0.1~1 ℃,一般不超过 38.5 ℃,称之为外科手术热或吸收热,术后 1~2 d 逐步恢复正常。

2. 术后 24 h 内的体温过高(大于 39.0 ℃),常为代谢性或内分泌异常、低血压、肺不张或输血反应等。

3. 术后 3~6 d 的发热,可能局部感染或存在胸腔积液。

十六、发热了怎么办?

发热了怎么办?

体温不超过 38.5 ℃时,一般采用物理降温,必要时遵医嘱应用退热药物。医护人员检查切口部位有无红、肿、热、痛或波动感。结合病情进行胸部 X 射线、超声、CT、切口分泌物涂片或培养等,寻找原因并针对性治疗。

1. 温水擦浴　用浸湿的毛巾包裹手掌,挤干给予擦浴,一般不超过 30 min。重点部位:腋窝、肘窝、腹股沟、腘窝等。

2. 冰袋降温　将冰袋放置前额、头顶部、颈部、腋下、腹股沟等血管丰富的地方。禁忌擦拭部位:胸前区、腹部、后颈部、足心部。

3. 补充水分和营养　给予高热量、高蛋白、高维生素、易消化的流质或半流质食物。鼓励患者多饮水,以补充高热消耗的大量水分。

4. 更换衣服,防止受凉　实施物理降温措施后,需 30 min 后擦干腋下再测体温。

十七、手术后为什么会腹胀?

手术后为什么会腹胀?

术后早期腹胀是由于应用麻醉镇痛药物,胃肠蠕动受抑制所致,随胃肠蠕动恢复即可自行缓解。若术后数日仍未排气兼有腹胀,可能是腹膜炎或其他原因所致的肠麻痹。

十八、怎么做能缓解腹胀?

怎么做能缓解腹胀?

1. 早期卧床期间尽量不要食用产气食物,如牛奶、豆浆、豆制品等。避免喝碳酸饮料,少食多餐,吃饭不宜过快。
2. 协助患者多翻身,病情允许的情况下,尽早下床活动。
3. 遵医嘱使用促进肠蠕动的药物,如乳果糖口服。
4. 顺时针按摩腹部,热敷腹部。
5. 必要时给予胃肠减压、灌肠。

十九、非食管手术患者术后什么时候可以吃饭,吃什么?

非食管手术患者术后什么时候可以吃饭、吃什么?

术后 4~6 h 少量饮水。术后第一天早上可进半流质饮食,如小米稀饭,以后逐步过渡至普通饮食。手术后饮食应合理搭配,饮食宜清淡、营养丰富,品种多样化,色香味俱全,促进患者食欲,利于患者康复。宜食用新鲜的蔬菜、水果、瘦肉、鸡蛋、牛奶(无腹胀可饮用)等。

二十、食管手术患者术后什么时候可以吃饭?

食管患者术后什么时候可以吃饭?

食管手术患者手术后,留置胃管、营养管,患者留置胃管期间完全禁食水,遵医嘱给予十二指肠营养管,肠内营养灌注,待胃管拔除后遵医嘱开始逐步进水、进食。

二十一、食管手术后饮食上有什么特殊要求?

食管手术后饮食上有什么特殊要求?

食管手术患者拔除胃管后开始试饮少量水,进食从流质→半流质→软食→普食逐步过渡,每过渡一种饮食需按照医生的安排执行,但仍应注意少量多餐,细嚼慢咽,进食不宜过多、速度不易过快。避免进食过热、生冷、硬食物(包括质硬的药片和带骨刺的鱼肉类、花生、豆类等),以防后期吻合口瘘。患者进食后 2 h 内勿平卧,睡眠时将床头抬高。

二十二、什么是全流质、半流质饮食?

什么是全流质、半流质饮食?

全流质饮食是指液体状的食物(不含渣),比如清水、牛奶、豆浆等。半流质饮食是一种介于固体与流质之间的饮食,比如面皮、馄饨、面条、稀饭、菜泥、碎肉丸等。

二十三、食管手术后患者一般吃几餐,每餐可以吃多少?

食管手术后患者一般吃几餐,每餐可以吃多少?

手术后短期内每餐进食量下降几乎是不可避免的,为了能达到足够的食量,增加进食的次数是必要的,患者在术后半年内尽量每日吃 5~6 餐,后期随患者每餐进食量的增加逐渐减少进食次数。患者应关注自身体重变化,如果体重下降,应该增加每餐食量或增加进餐的次数。

二十四、食管手术患者夜间咳嗽引起食物呕吐是怎么回事? 应如何处理?

食管手术患者夜间咳嗽引起食物呕吐是怎么回事? 应如何处理?

食管术后由于胃上提至胸腔,进食后食物会在胸腔内停留一段时间。如果患者出现咳嗽,胸内压力明显增高时,可能挤压胸腔内的胃导致呕吐。要预防夜间咳嗽导致的呕吐,应该注意睡前 2 h 避免进食,减少胃内食物潴留。

二十五、食管手术后进食为什么容易腹泻?

食管手术后进食为什么容易腹泻?

1.手术需要切断与胃相关的神经,易导致胃肠功能紊乱,出现消化与吸收障碍,引起腹泻。

2.手术创伤及术后用药可消灭消化道内的共生菌,引起消化功能障碍,出现大便习惯的改变。

二十六、食管手术后进食腹泻应如何处理?

食管手术后进食腹泻应如何处理?

1.饮食要以流质、半流质为主,逐步过渡到软食,要细嚼慢咽,选用易消化的高蛋白、高维生素类食物。

2.止泻药物建议使用收敛药如蒙脱石散(思密达),还可以口服调节胃肠道功能的药物。

二十七、食管术后患者进食后反酸怎么办?

食管术后患者进食后反酸怎么办?

食管手术的患者手术后正常生理机制发生改变,夜间反酸会更加明显,因此在睡眠休息时,要终生斜坡卧位(至少应>30°),有条件者可自行购买升降折叠床,也可从腰部至头部由低到高垫上软枕。必要时遵医嘱口服抑制胃酸类药物。

二十八、手术后什么时候可以下床活动?

手术后什么时候可以下床活动?

根据患者的耐受能力循序渐进、适当活动。活动期间,应注意保护患者的引流管,严密观察,出现头晕、气促、心动过速、心悸和出汗等症状时,立即停止活动。凡高龄(>70岁),手术后血压、心律不稳定,出血、极度衰弱患者以及骨折固定时,不宜早期下床活动,可在床上进行踝泵练习、桥式运动。

二十九、手术后为什么要活动?

手术后为什么要活动?

1.术后尽早下地活动,有利于气管分泌物的排出,可以增加肺通气量、改善血液循环、减少肺部并发症、促进伤口愈合。

2.长时间卧床患者胃肠道功能抑制易出现腹胀、便秘,尽早下床活动,促使胃肠道恢复、早期排气排便。

3.术后患者有深静脉血栓的风险,活动有助于促进血液循环,预防血栓发生。

4.卧床患者,局部组织长期受压,持续缺血、缺氧、营养不良而导致皮肤溃烂。骶尾部、足跟、枕骨粗隆、肩胛等部位肌肉层较薄、缺乏脂肪组织保护又经常受压,容易出现组织缺血坏死,形成压力性损伤,尽早地下地活动,避免长时间受压。

三十、手术后是否需要每天换药?

手术后是否需要每天换药?

医生查房时会根据伤口情况安排换药,若伤口处敷料清洁、干燥无须每日换药,可3～5 d换药。

三十一、医生为何说伤口缝线不用拆除？

医生为何说伤口缝线不用拆除？

伤口是否拆线是根据缝线和缝合方式而定，如果伤口缝合用的是可吸收缝线，可以自行溶解消失，这种伤口不用拆线。

三十二、伤口什么时候拆线，术后什么时候可以洗澡？

伤口什么时候拆线，术后什么时候可以洗澡？

手术的切口在术后 10～14 d 如愈合良好可以拆线，引流管的切口在拔管后 14 d 如愈合良好可以拆线，糖尿病患者可适当延长拆线时间。伤口拆线后一周可洗淋浴，两周可盆浴。

三十三、伤口拆线必须到河南省人民医院来吗？

伤口拆线必须到河南省人民医院来吗？

伤口拆线无须到河南省人民医院，可以选择就近的医疗机构完成拆线。

第六节 胸外科手术患者出院指导

一、出院手续办理流程

1.患者办理出院时,由主管医师开立出院医嘱并办理出院手续,护士站办理相关手续,发放出院证及诊断证明书。

2.护士讲解出院手续的办理流程。

3.无出院带药的患者可直接前往河南省人民医院2号病房楼一楼大厅服务台为诊断证明盖章,可以在任意缴费窗口进行出院结算。

4.有出院带药的患者需要等待药物取回责任护士核对发放后,再前往2号病房楼一楼大厅服务台为诊断证明盖章,在任意缴费窗口进行出院结算。

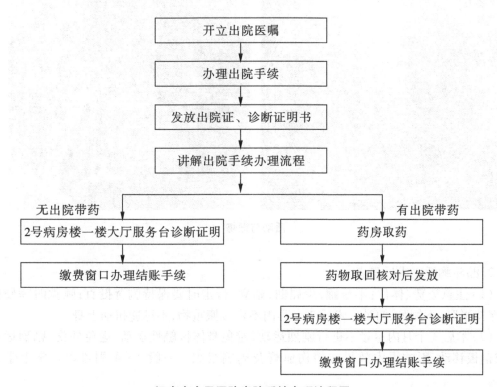

河南省人民医院出院手续办理流程图

二、出院指导

(一)休养与活动

1. 一般患者

(1)术后需要一段时间的休养,2~3周可逐渐恢复正常生活。

(2)视体质情况恢复工作,避免重体力劳动及剧烈运动,避免外伤。

(3)术后半年内坚持术侧肢体功能锻炼,每天坚持术侧上肢的上举、外展及旋转锻炼。

(4)患者亲属鼓励患者每日完成一定量的锻炼,如散步、慢走、太极拳等,运动量根据患者的身体情况决定,以不引起中重度疲劳为宜。

(5)保持良好的心态,积极配合后续治疗。

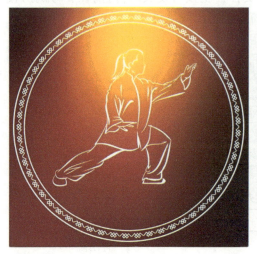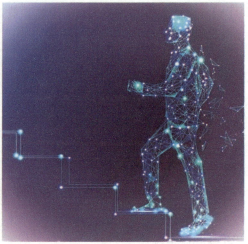

活动与锻炼

2. 漏斗胸矫正术后患者

(1)注意姿势、体位:不滚翻,少屈曲,站立、行走时要保持胸背挺直;睡觉时睡硬板床,保持平卧,不侧卧、俯卧。术后2个月内不弯腰搬重物,不迅速扭动上身。

(2)术后3个月内尽量不进行剧烈运动,避免身体接触性运动,避免外伤、剧烈运动造成钢板移动,影响手术效果或损伤血管及周围组织。一般2~4周可以正常上学及工作。

(3)钢板在体内保留2年以上,其间避免行磁共振检查。定期复诊评估胸壁的矫形效果,取钢板前尽量不要进行对抗性运动,如足球、篮球等。

(4)出现以下情况请及时复诊。

1)如生长发育过快,有可能钢板移位或双侧凹陷。

2)如有外伤、呼吸困难,行胸部正侧位X射线检查。

3)如伤口周围局部突然凸起等,行胸部正侧位 X 射线检查。

(5)通常在 2~3 年后,患者的胸壁巩固到足以支撑胸骨时,可取出钢板。取出钢板后 2 天内运动稍加限制,以后完全正常。

（二）出院后饮食

1. 非消化道手术患者出院后的饮食要求

(1)术后摄入营养均衡的正常饮食,遵循少油、新鲜、易消化的原则,少食辛辣刺激饮食,保证优质蛋白质的摄入,如:瘦肉、海鲜、鸡蛋、牛奶等;每日保证适量维生素的摄入,如:新鲜蔬菜、水果、坚果等。

(2)限制乙醇摄入:恢复后每天最多 1 杯红酒(常规红酒杯)或 1 听(330 mL)啤酒。

2. 食管手术患者出院后的饮食要求

(1)进食原则:循序渐进、定时、定量、终身半卧位。

(2)术后 8~10 d:患者可进食普通流质饮食,如:稠米汤、米糊、藕粉、果汁、蔬菜汁、清肉汤等,100~200 mL/次,6~8 次/d。

(3)术后 11~13 d:患者可进食半流质饮食,每日 5~6 餐,每次 200~300 mL,如:稀饭、煮烂的面条、鸡蛋羹、麦片粥、鱼肉汤等,以清淡易消化的饮食为主,同时加入菜汤、果汁等补充身体所需的维生素。

(4)术后 14 d 后:过渡到软食,如面条(由细到粗、由软到硬)、面片汤、蔬菜汤、肉末汤等。

(5)术后 3 个月:逐渐过渡至普食,以预防吻合口狭窄。

(6)进食时细嚼慢咽,每口食物应嚼成糊状方可咽下,避免进食过快、过急;避免生冷、辛辣刺激、油炸、腌制等食物;均衡饮食、品种多样。

(7)进食时取坐位,进食后不要立即卧床,适当活动 30 min。

（三）出院后呼吸道的观察与指导

1. 出院后仍需严格戒烟。

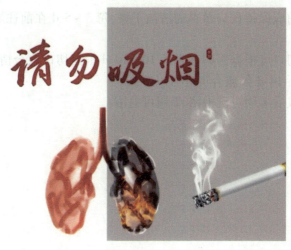

戒烟

2.出院后需终生行呼吸功能锻炼,如深呼吸、腹式呼吸训练及使用呼吸训练器训练。

3.重视呼吸道保养,外出佩戴口罩,避免感冒和人群聚集,不在空气污浊的场所停留,避免吸入二手烟,如有上呼吸道感染,及时就医。

4.观察咳嗽情况。出院后会存在一些刺激性咳嗽,一般无痰,是由于胸腔内伤口的愈合过程引起,不必紧张,如果咳嗽影响休息、工作,可根据医嘱服用镇咳药物;如果咳嗽时有黄色脓痰,可根据医嘱服用抗炎药物。

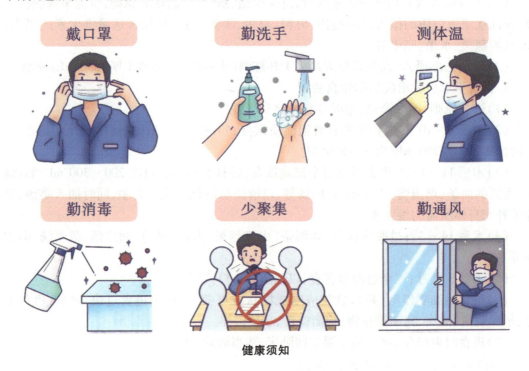

健康须知

(四)出院后的伤口护理

1.未拆线前应保持伤口敷料的清洁干燥,每3~5 d在前往居住地附近正规医疗机构进行换药。

2.手术的切口可根据医嘱在术后10~14 d根据切口愈合情况进行拆线,引流管的切口一般在拔管后14 d如愈合良好可以拆线。

3.伤口拆线后1周可洗淋浴,2周可盆浴。

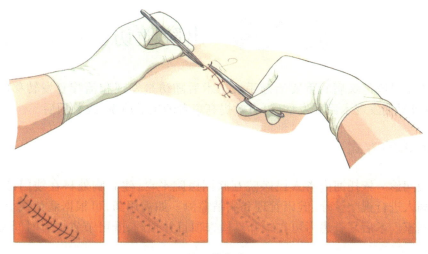

切口的愈合

（五）出院后的用药

1. 患者出院后除医嘱带药需要遵医嘱定时定量服用，无须服用特殊药物。

2. 术后伤口区域会有针刺样疼痛或麻木感，会持续较长时间，若疼痛影响休息及日常工作、活动，可以根据医嘱按时服用止痛药物。

3. 食管术后患者会存在反酸症状，与手术后正常生理机制改变有关，若症状严重，可按医嘱服用抑酸药。

4. 胸腺瘤合并重症肌无力术后患者仍需坚持按医嘱定时定量服药，并及时在胸外科门诊复查，调整药物用量。

（六）出院心理指导

出院时应告知患者乐观、开朗的性格有利于提高机体抗病能力，应保持情绪稳定，学会自己调节，善于排除各种不良情绪及心理因素，适当进行户外运动，参加一些自己感兴趣的娱乐活动，多与亲属交谈。

（七）出院后复查

1. 胸外科手术患者均需要完成术后 1 个月的复查，以便了解术后恢复情况。

2. 恶性肿瘤或特殊疾病的患者应坚持定期复查，复查时间为术后 1 个月、3 个月、术后半年，之后根据病情每 3 个月或半年复查 1 次，术后第 5 年后每年复查 1 次即可。

出院宣教视频

第七节 出院随访

外科手术是胸部疾病的重要治疗手段。术后随访是发现和治疗复发转移的有效方法,同时也可早期发现术后并发症,可有效提高患者的生活质量,改善预后。

一、随访的方式

1. 在线问诊 依托河南省人民医院互联网医院平台,建立胸外科在线门诊,通过远程设备对病人进行视频诊疗、健康管理和病情监测。如需用药,可根据病情线上开处方,药物配送到家。术后复查患者可在线开具检查项目并预约,既可节省患者时间又可节省医疗费用。

2. 电话随访 电话随访经济、有效、方便,护士能够通过电话沟通提供健康指导。术后患者出院一个月内,每周 1 次电话随访。

3. 网络互动平台 建立微信群、微信公众号,定期推送与胸部疾病相关的知识,并保证一定的在线时间,为患者答疑解惑。

4. 门诊随访 胸外科门诊随访包括:伤口管理、康复锻炼指导、健康教育及心理护理等,为患者在医生门诊复查前做好准备工作。

二、常见胸外科疾病重点随访内容

1. 一般肺部疾病
(1)进行肺康复锻炼指导。
(2)询问术后疼痛程度并提供相应护理措施。
(3)了解进食情况、手术切口愈合等。
2. 食管疾病
(1)询问术后进食情况,了解有无吞咽困难及反流等症状。
(2)持续关注营养状况。
3. 肺移植
(1)了解患者是否按时定量准确服药。
(2)询问患者饮食、活动、锻炼等情况并给予指导性意见。
4. 漏斗胸
(1)关注患者生长发育情况,定期复查胸片。
(2)了解活动情况,教会患者自我观察钢板是否移位。
5. 重症肌无力
(1)了解患者是否按时定量准确服药。
(2)询问患者有无肌无力危象、胆碱能危象及反拗危象的症状。
6. 手汗症 询问患者手部多汗症状有无复发,有无代偿性多汗。

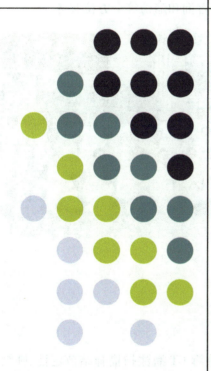

附 录

河南省人民医院胸外科
介绍

附录一　　胸外科学科介绍

　　河南省人民医院胸外科是河南省重点（培育）临床学科，先后被国家人力资源社会保障部、国家卫生健康委员会授予"全国卫生战线先进集体"等称号，被河南省人民政府授予"河南省优秀科技创新团队"，是河南省肺、食管、纵隔及胸壁疾病的诊疗中心。科室包括胸外科、河南省胸部肿瘤诊疗中心、河南省肺移植中心 3 部分，由 4 个病区组成，分别是：胸外科一病区、胸外科二病区、胸外科三病区和胸外科加强治疗房。分为 4 个亚专科，分别是：肺外科、肺移植亚专科，纵隔和气管疾病亚专科，食管外科亚专科。拥有完善的设施设备，如电磁导航定位系统、飞利浦 V60 无创呼吸机、哈美顿呼吸机、高流量吸氧仪、奥林巴斯纤维支气管镜、西门子多功能血气分析仪、德国 STORZ 3D 电视胸腔镜等先进仪器，为患者提供胸科疾病的诊断、治疗、护理、心理咨询和随访等全方位服务。

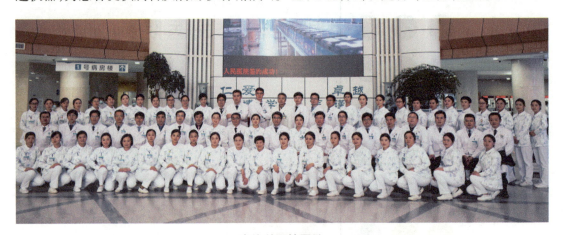

胸外科医护团队

一、肺外科、肺移植亚专科

　　1. 肺结节（早期肺癌）诊治　　国内首创低剂量高分辨 CT 灌注扫描肺结节定性、肺结节（早期肺癌）的带刻度银夹定位法，联合中国肺癌防治联盟河南省肺部结节（肿瘤）早期诊断中心，在肺结节（早期肺癌）筛查、诊断、治疗方面积累了丰富的临床经验。

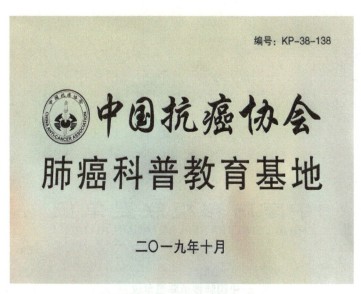

中国抗癌协会肺癌科普教育基地

2.肺癌的规范化诊疗　河南省胸部肿瘤诊疗中心是国内最早倡导肺癌规范化治疗的机构之一,在肺癌规范化诊疗方面拥有很强实力。常规开展胸腔镜单孔肺叶切除术、全肺切除术、系统淋巴结清扫术、胸腔镜微创支气管成形术、肺动脉成形术等手术。承担多项国内药物单中心、多中心临床研究。

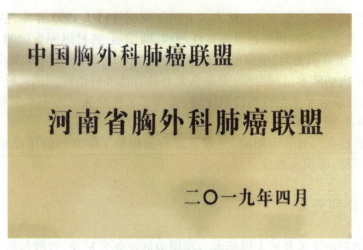

河南省胸外科肺癌联盟

3.肺移植　肺移植是治疗终末期肺病的唯一治疗手段,代表了胸外科手术最高水平。河南省胸部肿瘤诊疗中心自2015年完成河南省首例双肺序贯移植手术以来,开创了河南胸外科发展的新起点,2016年肺移植手术量位居国内第三,制定了《河南肺移植规范》,承担部分国家肺移植质控。中心现常规开展单、双肺移植手术,患者远期生存率位居国内前茅。

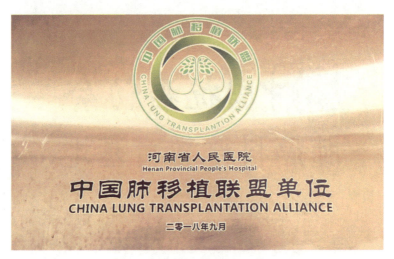

中国肺移植联盟单位

4.常规诊疗 常规开展肺大疱、自发性气胸、支气管扩张、肺隔离症、肺化脓症等良性疾病的外科治疗。

二、纵隔和气管疾病亚专科

1.胸腔镜微创纵隔肿瘤手术 河南省人民医院胸外科于1995年率先在河南省开展胸腔镜手术,常规开展胸腔镜微创纵隔良性肿瘤、畸胎瘤、各种纵隔囊肿的手术。胸腺瘤患者约40%合并重症肌无力,重症肌无力患者中约20%~30%有胸腺瘤或胸腺增生,胸腔镜微创胸腺扩大切除术是胸腺瘤、重症肌无力的首选外科治疗方法。科室近年来开展了新辅助化、放疗联合手术治疗恶性胸腺瘤,提高了恶性胸腺瘤的手术切除率,恶性胸腺瘤的手术切除率达到95%,延长了患者的生存期。

2.气管外科 在气管肿瘤切除、气管重建方面积累了丰富的临床经验,是河南胸外科首个亚专业学科,居领先地位。

三、食管外科亚专科

1.食管癌的根治手术及扩大根治术 在国内居于领先地位,开展包括食管次全切除术、全切除术、两野淋巴结清扫术、三野淋巴结清扫术、结肠代食管术、空肠代食管术、经裂孔食管切除术等各类手术,手术切除率达97.5%,术后并发症率在2%以下,5年生存率国内领先。2008年起针对进展期食管癌开展的术前新辅助化、放疗联合手术治疗受到国内同行的普遍关注,现已取得显著成果。

2.高龄、危重食管癌患者的手术治疗 对于高龄(80岁以上,最大手术患者91岁)合并高血压、冠心病、糖尿病的食管癌患者外科治疗有着丰富的经验,并发症发生率低,年完成该类手术 200 余例。常规开展胸腔镜微创食管癌切除术,具有创伤小、恢复快、术后并发症发生率低等优势。

3. 胸腔镜微创治疗和内镜治疗 针对食管裂孔疝、反流性食管炎、贲门失弛缓症、食管憩室、食管平滑肌瘤等食管良性疾病的胸腔镜微创治疗和内镜治疗在国内居于一流水平。

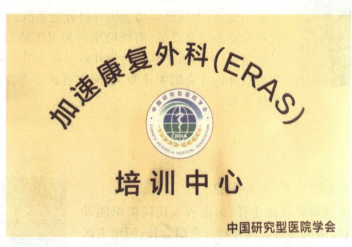

加速康复外科(ERAS)培训中心

四、其他

1. 手汗症的微创手术治疗 胸腔镜微创交感神经链切断术是目前国际上该病治疗的最佳方法,有效率在 95% 以上,利用腋下 1~2 cm 小切口完成整个手术,具有创伤小、安全可靠、术后恢复快等优点。

2. 漏斗胸等先天性畸形的治疗 在全省率先开展胸腔镜下 NUSS 胸骨抬举术矫治漏斗胸,微创、美观、住院时间短、疗效确切。

3. 重症胸外伤的抢救和治疗 科室多次承担如汶川地震救灾等重大灾情、事故的抢救任务,对于胸外伤包括多发肋骨骨折、肺挫裂伤、气管、食管破裂、急性呼吸窘迫综合征、多脏器功能不全/衰竭的患者以手术为主的综合治疗具有丰富经验,抢救成功率达到国内先进水平。

附录二 胸外科医疗团队介绍

胸外科现有医师共 30 人,其中主任医师 4 人,副主任医师 13 人,主治医师 13 人,其中博士学位 10 人,硕士学位 20 人。

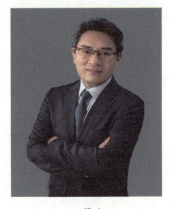

魏立　主任医师　医学博士　博士生导师

河南省人民医院胸外科主任;河南省人民医院肺移植中心主任;日本京都大学、美国哈佛、纽约大学访问学者;享受国务院特殊津贴专家;中原科技创新领军人才;河南肺移植第一人,创造多个河南及中西部第一;国家卫健委肺移植资质鉴定专家组成员;中国医师协会胸外科分会委员;中国抗癌协会食管癌专业委员会委员;海峡两岸医药卫生协会胸外科专业委员会常委;中国医学基金会胸外科专业委员会常委;河南省医学会胸外科分会副主任委员;河南省医学会器官移植分会副主任委员。

魏立

何苡　主任医师　硕士生导师

河南省人民医院胸外科副主任;河南省人民医院纵隔及气管亚专科主任;河南医师协会胸外科分会副会长;河南省医学会胸外科分会常委;中国抗癌协会纵隔肿瘤专业委员会委员;河南省抗癌协会纵隔肿瘤专业委员会副主委;河南省抗癌协会食管癌专业委员会常委;中华医学会结核病分会胸外科专业委员会委员;中国防痨协会临床专业委员会胸外科分会委员。

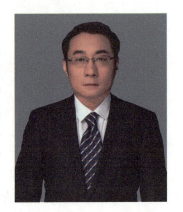

何苡

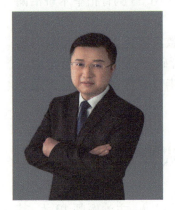

务森　主任医师　硕士生导师

河南省人民医院胸外科副主任;河南省人民医院食管外科亚专科主任;中国抗癌协会食管癌专业委员会青年委员;河南省抗癌协会肺癌专业委员会常委;河南省医学会胸外科分会委员;河南省医学会微创外科分会胸腔镜学组委员;河南省医师协会胸外科分会委员。

务森

侯广杰　主任医师　医学博士

河南省呼吸与重症学会常委;日本国立癌症中心访问学者;2020 年首届中国胸外科规范与创新手术肺切除专家组冠军;2019 年中国胸外科可视化手术视频大赛人气金钳奖冠军;2018 年中国胸外科青年医师竞技大赛全国总决赛亚军;2018 年 CGTV 国际胸腔镜手术视频大赛二等奖。

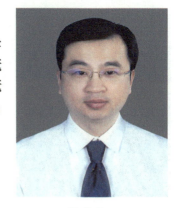

侯广杰

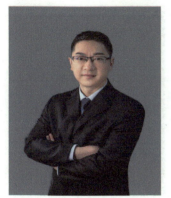

王建军

王建军　副主任医师　医学硕士

河南省医学会胸外科学分会委员;河南省抗癌协会食管癌专业委员会委员;河南省胸部肿瘤微创专业委员会委员;河南省微创外科专业委员会胸外科分会委员;中国医师协会胸外科分会委员;中国研究型医院学会加速康复专业委员会青年委员。

贾向波　副主任医师　医学博士

河南省抗癌协会第一届理事;河南省医学会微创外科分会青年委员;河南省抗癌协会食管专业委员会委员;河南省医学会器官移植专业委员。发表专业论文多篇。

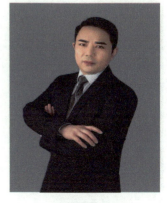

贾向波

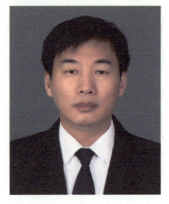

曹志坤

曹志坤　副主任医师　医学硕士

河南省抗癌协会肺癌专业委员会委员;河南省抗癌协会食管癌专业委员会委员;擅长肺癌、食管癌等胸外科常见病的诊断与治疗。

陈重　副主任医师　医学硕士

中华医学会河南省分会胸外科专业委员会委员;河南省老年医学会肿瘤多学科诊疗专业委员会常务委员;意大利CAREGGI大学医学院访问学者;2017年赴意大利佩鲁贾联合医院研修3个月。擅长胸腔镜漏斗胸矫治术,肺大疱切除术,手汗症交感神经链切断术。熟练掌握纵隔肿瘤、肺癌和食管癌的诊治。

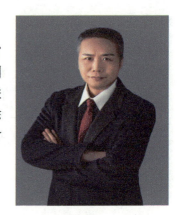

陈重

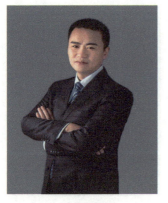

杨军峰

杨军峰　副主任医师　硕士生导师

河南省医师协会胸外科分会青年副主任委员;河南省呼吸与危重症协会胸外科分会青年委员;河南省抗癌协会食管癌分会青年委员;中国康复医学会加速康复外科分会秘书长;河南省康复医学会加速康复外科分会秘书长;韩国首尔大学盆塘医院访问学者。

李基伟　副主任医师　医学博士

南方医科大学外科学博士毕业；擅长胸外科纵隔肿瘤、肺癌及食管癌微创手术及复杂手术；发表专业论文多篇，SCI论文多篇，荣获科研"先进个人"荣誉称号。

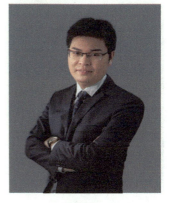

李基伟

张宁　副主任医师　医学博士

河南省医师协会胸外科医师分会委员；河南省抗癌协会肺癌专业委员会委员；河南省抗癌协会食管癌专业委员会委员；擅长胸外科疾病微创手术治疗；发表专业论文多篇，SCI论文多篇。

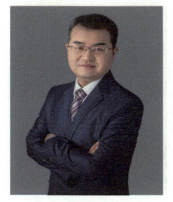

张宁

朱晓明　副主任医师　医学博士

河南省抗癌协会食管癌专业委员会青年副主任委员；河南省抗癌协会肺癌专业委员会委员；河南省抗癌协会靶治疗专业委员会委员；河南省医学会胸外科分会青年委员；意大利CAREGGI大学医学院访问学者；发表SCI文章3篇，中华期刊论文数篇；主持河南省卫健委科研项目1项。

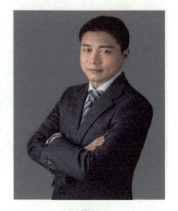

朱晓明

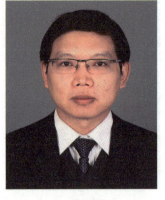

魏文学

魏文学　副主任医师　医学硕士

河南省医师协会胸外科分会青年委员;河南省呼吸与危重症协会胸外科分会青年委员;郑州市心外科医师分会委员;河南省康复医学会加速康复外科分会委员;曾赴北京阜外心血管病医院研修;擅长疑难纵隔肿瘤、局部晚期肺癌、食管癌累及大血管的外科治疗。

陈晓　副主任医师　医学博士

河南省抗癌协会纵隔肿瘤专业委员会委员;河南省老年学医学会肿瘤多学科诊疗专业委员会委员;河南省抗癌协会肺癌专业委员会委员;河南省抗癌协会食管癌专业委员会委员;河南省康复医学会加速康复外科分会委员;擅长肺癌、食管癌、胸腺肿瘤、自发性气胸、肺大疱、手汗症、漏斗胸等疾病的诊断和微创手术治疗,以及肺癌、食管癌患者的化疗和靶向治疗及术前新辅助治疗。

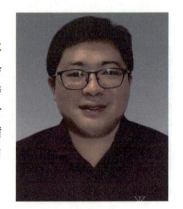

陈晓

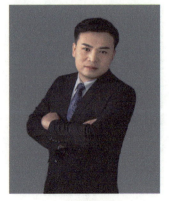

刘青锋

刘青锋　副主任医师　硕士生导师

河南省抗癌协会纵隔肿瘤专业委员会常务委员;河南省抗癌协会癌症筛查与早诊早治专业委员会常务委员;河南省老年学医学会肿瘤多学科诊疗专业委员会委员;河南省抗癌协会靶向治疗专业青年委员会常务委员;河南省呼吸与危重症学会肺癌分会青年委员会委员;河南省抗癌协会肺癌专业委员会委员;河南省抗癌协会食管癌专业委员会委员;河南省康复医学会加速康复外科分会委员;主持河南省卫建委省部共建项目 1 项;参与河南省科技厅、卫生厅科技攻关项目 4 项。

赵璞 副主任医师 医学硕士

河南省抗癌协会纵隔肿瘤专业委员会委员;河南省癌症筛查与早诊早治专业委员会委员;河南省呼吸与危重症学会胸外科分会青年委员。

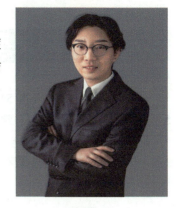

赵璞

姚文健 副主任医师 医学博士 硕士生导师

德国汉堡大学埃本多夫医学中心(UKE)访问学者;河南省抗癌协会食管癌专业委员会青年委员;承担留学生及研究生的带教工作,多次参加各级教学竞赛并获奖,定期于电台及电视台进行科普宣教。主持省部级科研项目 2 项,以第一作者发表中文核心以上论文 10 余篇,SCI 收录论文 8 篇,参加编写胸外科专业书籍 1 部,国家发明专利 2 项,获得河南省医学科技进步奖一等奖 2 项,河南省科学技术进步奖 1 项。作为核心成员及主要负责人申报并获批"河南省肺移植快速康复外科治疗工程研究中心"。

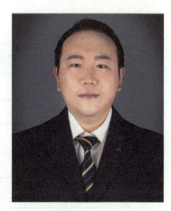

姚文健

附录三　胸外科护理团队介绍

　　胸外科现有护理人员 54 人,其中副主任护师 3 人,主管护师 35 人,护师 11 人,护士 5 人。其中硕士学位 5 人,学士学位 48 人。

一、胸外科护理架构

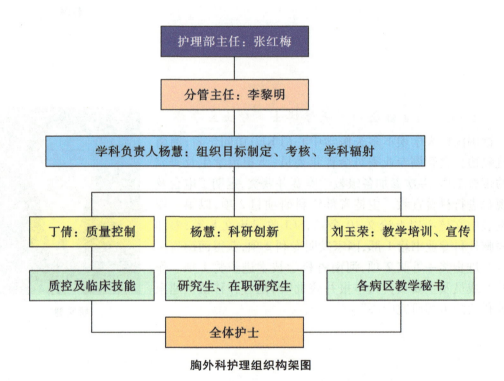

护理部主任：张红梅

分管主任：李黎明

学科负责人杨慧：组织目标制定、考核、学科辐射

丁倩：质量控制　　杨慧：科研创新　　刘玉荣：教学培训、宣传

质控及临床技能　　研究生、在职研究生　　各病区教学秘书

全体护士

胸外科护理组织构架图

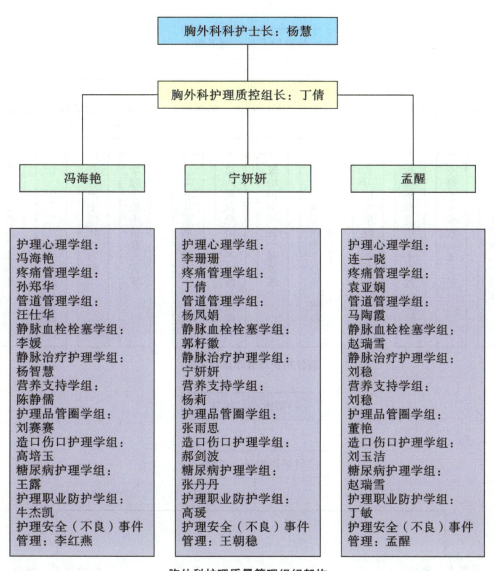

胸外科护理质量管理组织架构

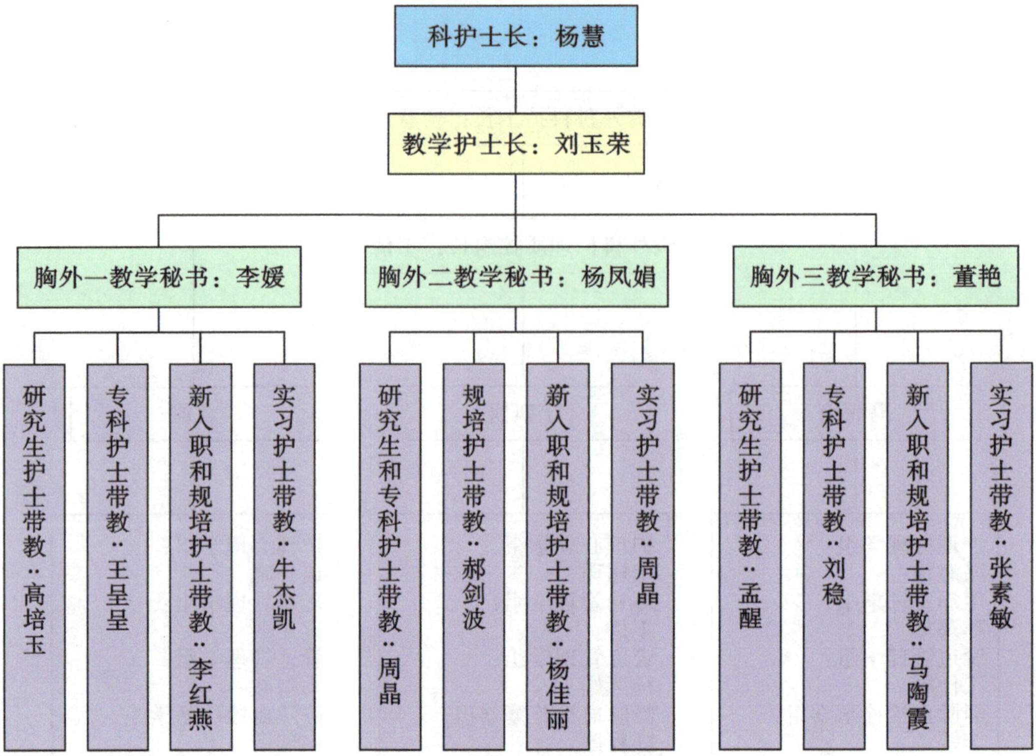

科护士长：杨慧

教学护士长：刘玉荣

胸外一教学秘书：李媛	胸外二教学秘书：杨凤娟	胸外三教学秘书：董艳

研究生护士带教：高培玉

专科护士带教：王呈呈

新入职和规培护士带教：李红燕

实习护士带教：牛杰凯

研究生和专科护士带教：周晶

规培护士带教：郝剑波

新入职和规培护士带教：杨佳丽

实习护士带教：周晶

研究生护士带教：孟醒

专科护士带教：刘稳

新入职和规培护士带教：马陶霞

实习护士带教：张素敏

胸外科护理教学组织架构

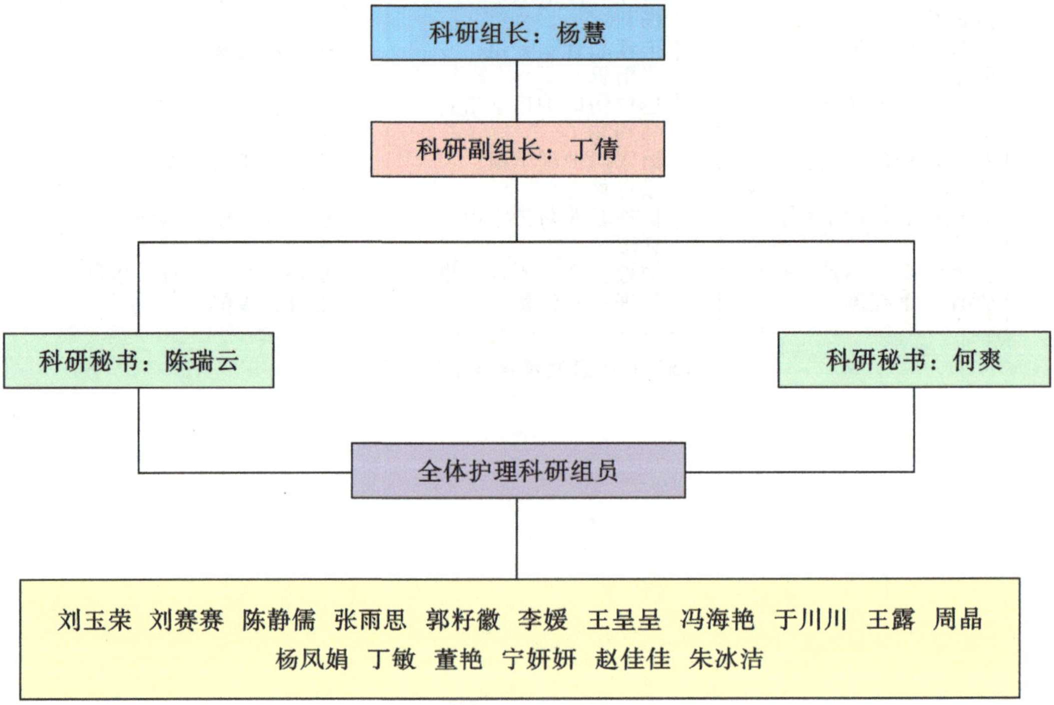

科研组长：杨慧

科研副组长：丁倩

科研秘书：陈瑞云	科研秘书：何爽

全体护理科研组员

刘玉荣　刘赛赛　陈静儒　张雨思　郭籽徽　李媛　王呈呈　冯海艳　于川川　王露　周晶
杨凤娟　丁敏　董艳　宁妍妍　赵佳佳　朱冰洁

胸外科护理科研组织架构

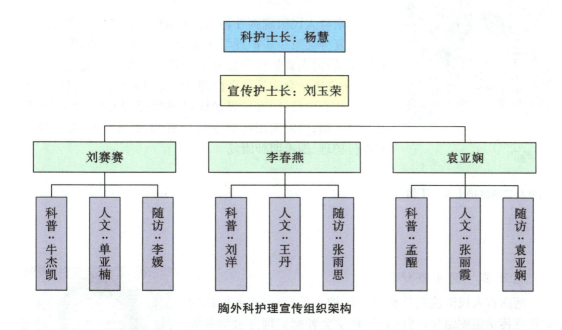

胸外科护理宣传组织架构

二、胸外科护理专家介绍

杨慧 副主任护师 硕士生导师

河南省人民医院胸外科科护士长兼胸外科一病区护士长;河南省人民医院管道管理学组组长;中华护理学会重症护理委员会专家库成员;河南省护理学会重症护理分会气道管理学组组长;河南省康复医学会肺康复分会护理学组委员;河南省护理学会外科护理分会委员会委员;国家二级心理咨询师;国家三级健康管理师;主持省厅级科研课题 2 项;参与省部级科研课题 2 项;主持新业务新技术 1 项;发表学术论文 20 余篇,SCI 1 篇;国家实用新型专利 5 项;参编教材 5 部,主要研究方向:围术期肺康复、管道护理、循证护理。

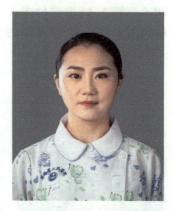

胸外科学科护士长 杨慧

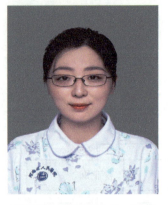

胸外科二病区护士长　丁倩

丁倩　副主任护师　本科生导师

河南省人民医院胸外科二病区护士长；河南省康复医学会肺康复分会第一届护理学组委员；第一届中国肺康复护理联盟委员；河南省护理学会肿瘤护理分会加速康复学组副组长；河南省医学会胸外分会护理学组委员；河南省人民医院疼痛学组核心成员；国家三级健康管理师；发表学术论文 10 余篇，SCI 1 篇；国家实用新型专利 2 项；主要研究方向：加速康复外科护理、围术期肺康复。

刘玉荣　副主任护师

河南省人民医院胸外科三病区护士长；河南省人民医院护理宣传学组副组长；河南省护理学会肿瘤护理分会胸部肿瘤护理学组委员；国家三级健康管理师；郑州大学"首届百名护理标兵"；获"抗疫青年先锋"和"三八红旗手"荣誉称号；发表学术论文 10 余篇；国家实用新型专利 2 项；参编新冠肺炎相关书籍 2 本；参编护理人文故事集 5 本；主要研究方向：食管癌围术期护理、围术期肺康复。

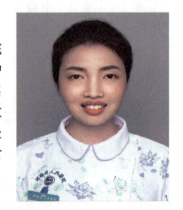

胸外科三病区护士长　刘玉荣

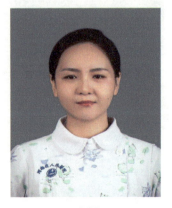

李媛

李媛　主管护师　教学秘书

河南省人民医院 VTE 组成员；获"2016 年院级质量安全标兵""2020 年优秀临床带教老师""2020 年优秀教学秘书"；发表学术论文 4 篇；参与省级科研立项 1 项。

冯海艳 主管护师 质控护士

河南省人民医院护理安全与风险学组成员;国家三级心理咨询师;初级心灵关怀师;获"2020 年宣传先进个人";发表学术论文 3 篇;参与省级科研课题 1 项。

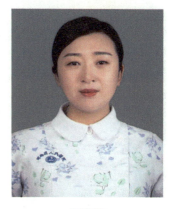

冯海艳

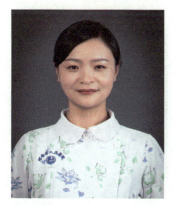

陈瑞云

陈瑞云 主管护师 科研秘书

第一届中国肺康复护理联盟委员;河南省康复医学会肺康复分会第三届护理学组委员;河南省人民医院"23456 护理人才工程"优秀护理人才;郑州大学/河南中医药大学护理与健康学院本科生导师;国家三级健康管理师;公共营养师;连获"2018 ~ 2021 年度优秀科研护士";国家实用新型专利 1 项;主持省级科研课题 1 项;参与省级科研课题 3 项,新业务新技术 1 项;发表学术论文 20 余篇,SCI 2 篇。

刘赛赛 主管护师 科研护士

国家三级健康管理师;国家三级心理咨询师;河南中医药大学护理学院本科生导师;获"2020 年度新入职护士临床护理技术操作标兵""2020 年度护理微课视频大赛带教老师组优秀奖""2021 年度第二届护理科普手绘大赛三等奖""2021 年度优秀科研护士";参与省级科研课题 3 项,新业务新技术 1 项;发表论文 20 余篇(其中第一作者 11 篇,中华核心 2 篇)。

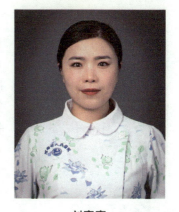

刘赛赛

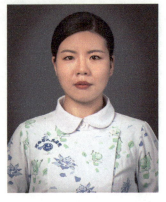

陈静儒

陈静儒 主管护师 科研护士

国家三级公共营养师,国家三级健康管理师,中华营养支持专科护士,河南中医药大学本科生导师,河南省人民医院胸外科专科护士,河南省人民医院营养支持学组核心成员,河南省人民医院兼职科研护士;发表学术论文 10 余篇;参与省部级课题 3 项、新业务新技术 1 项,继续教育项目 2 项,参与撰写国自然标书 2 项。

杨凤娟 主管护师 教学秘书

河南省人民医院胸外科党小组组长;国家三级健康管理师;国家实用新型专利 1 项;获"2015、2016、2018 年度优秀带教老师""2015、2016、2020 年度优秀共产党员""2018 年度、2021 年度优秀教学秘书""2020 年度郑州大学优秀护士""2021 年度护理教学查房大赛一等奖""2021 年河南省人民医院先进个人";发表学术论文 5 篇。

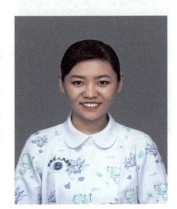

杨凤娟

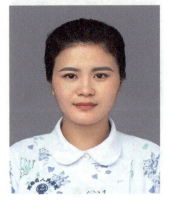

宁妍妍

宁妍妍 主管护师 质控护士

河南省人民医院护理安全与风险学组成员;国家三级健康管理师;国家实用新型专利 1 项;获"2020 年度护理质量与安全标兵""2021 年度静疗创新比赛二等奖";发表学术论文 4 篇。

何爽 主管护师 科研秘书

第一届中国肺康复护理联盟委员;河南中医药大学本科生导师;河南省人民医院安宁疗护学组核心成员;河南省人民医院兼职营养护士;获"2021 年度优秀科研护士";参与省级科研课题 3 项,新业务新技术 1 项;发表学术论文 10 余篇;国家实用新型专利 1 项。

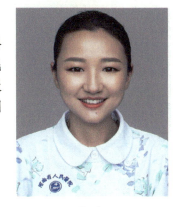

何爽

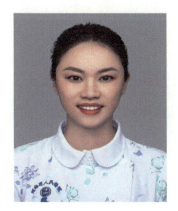

董艳

董艳 主管护师 教学秘书

河南省人民医院护理安全与风险学组成员;获"2018 年河南省老年技能竞赛一等奖""2020 年河南省人民医院先进个人";国家实用新型专利 1 项;发表学术论文 8 篇。

孟醒 主管护师 质控护士

河南省人民医院护理安全与风险学组成员;获"河南省人民医院护理微科视频大赛教学秘书组优秀奖";获"2021 年度优秀带教老师""2021 年河南省人民医院先进个人";发表学术论文 2 篇。

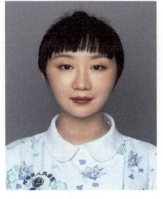

孟醒

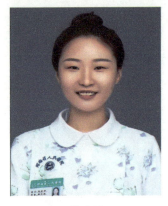

朱冰洁

朱冰洁　护师　科研护士

河南省人民医院兼职科研护士;参与省级科研课题 1 项,以第一作者发表护理核心期刊 2 篇。

参考文献

[1]中华医学会呼吸病学分会肺癌学组,中国肺癌防治联盟专家组.肺结节诊治中国专家共识(2018年版)[J].中华结核和呼吸杂志,2018,41(10):763-771.

[2]FOX A H,TANNER N T. Approaches to lung nodule risk assessment:clinician intuition versus prediction models[J]. Journal of Thoracic Disease,2020,12(6):3296.

[3]VERDIAL F C,MADTES D K,CHENG G S,et al. Multidisciplinary team-based management of incidentally detected lung nodules[J]. Chest,2020,157(4):985-993.

[4]中华医学会肿瘤学分会,中华医学会杂志社.中华医学会肿瘤学分会肺癌临床诊疗指南(2021版)[J].中华肿瘤杂志,2021,43(6):59-1-621.

[5]MAZZONE P J,SILVESTRI G A,SOUTER L H,et al. Executive Summary:Screening for Lung Cancer:Chest Guideline and Expert Panel Report. Chest. 2021;160(5):1959-1980.

[6]中国抗癌协会癌症康复与姑息治疗专业委员会.肺癌相关性咳嗽诊疗中国专家共识[J].中华医学杂志,2021,101(35):275-1-2759.

[7]杨慧,陈瑞云,魏立,等.快速康复操对老年肺癌患者胸腔镜肺叶切除术后功能恢复的影响[J].中华物理医学与康复杂志,2020,42(6):555-558.

[8]陈静瑜,毛文君,杨柯佳,等.肺移植围手术期体外膜肺氧合应用指南(2019版)[J].器官移植,2019,10(4):402-409.

[9]吴波,胡春晓,李小杉,等.生命至上,尊重科学——中国肺移植发展现状及展望述评[J].武汉大学学报(医学版),2021,42(4):517-519.

[10]陈瑞云,杨慧,卢颖,等.肺移植患者运动训练的证据总结[J].中国护理管理,2021,21(5):734-739.

[11]LUNDMARK M,LENNERLING A,ALMGREN M,et al. Recovery,symptoms,and well-being one to five years after lung transplantation-A multi-centre study. Scand J Caring Sci. 2019,33(1):176-184.

[12]刘赛赛,杨慧,于川川,等.胸外科护士对肺切除术后胸腔引流管护理知信行现状的调查研究[J].中华现代护理杂志,2021,27(26):3540-3546.

[13]中华医学会外科学分会,中华医学会麻醉学分会.加速康复外科中国专家共识暨路径管理指南(2018版)[J].中华麻醉学杂志,2018,38(1):8-13.

[14]林强.临床胸部外科学[M].7版.北京:人民卫生出版社.

[15]郭润,邹映雪,翟嘉,等.先天性肺囊性疾病96例临床分析[J].中华儿科杂志,2020,58(1):19-24.

[16]王丹,丁倩,何爽.快速康复护理方案对食管癌根治术患者的影响[J].齐鲁护理杂志,2021,27(20):34-36.

[17]谭静,李竹霞,雷银兰,等.儿童肺脓肿94例临床分析[J].临床儿科杂志,2020(38):730-735.

[18]北京医师协会呼吸内科专科医师分会咯血诊治专家共识编写组.咯血诊治专家共识[J].中国呼吸与危重监护杂志,2020,19(1):-1-11.

[19]陈静儒,杨慧,魏立,等.运动训练在等待肺移植患者中的应用进展[J].护理与康复,2021,20(12):34-37.

[20]刘赛赛,杨慧,贾向波,等.肺移植术后患者心理体验质性研究的Meta整合[J].护理与康复,2021,20(10):-1-5.

[21]World Health Organization. Global tuberculosis report 2020[R]. Geneva:World Health Organization,2020.

[22]刘家起,姜婧,王亮,等.2008—2017年全国肺结核发病的时空分布特征分析[J].现代预防医学,2020,47(19):346-1-3464.

[23]陈瑞云,杨慧,李红燕,等.回授法在预防老年食管癌术后患者鼻肠管脱出健康教育中的应用[J].中华护理教育,2021,18(6):490-494.

[24]戴洁,周逸鸣,沙巍,等.肺结核外科治疗进展[J].中华胸心血管外科杂志,2021(37):178-183.

[25]刘赛赛,杨慧,张琳,等.青年肺癌患者希望水平现状及影响因素分析[J].广东医学,2020,41(17):1754-1757.

[26]李梅,刘莉,余艳.心胸外科护理健康教育[M].北京:科学出版社,2018.

[27]国家消化内镜专业质控中心,国家消化系疾病临床医学研究中心(上海),国家消化道早癌防治中心联盟,等.中国早期食管癌及癌前病变筛查专家共识意见(2019年,新乡)[J].中华消化内镜杂志,2019,36(11):793-801.

[28]孟醒,刘玉荣,魏琳.个性化饮食干预对食管癌患者术后营养状况和生活质量的影响[J].齐鲁护理杂志,2021,27(10):75-77.

[29]SUNG H,FERLAY J,等.2020年全球癌症统计报告[J].王悠清,译.中华预防医学杂志,2021,55(3):398.

[30]丁倩,何爽,杨凤娟.加速康复外科理念在胸腔镜肺癌根治术病人围术期护理中的应用[J].全科护理,2021,19(8):1058-1061.

[31]郑宏娟.基于ERAS理念的护理干预在胸腔镜食管癌根治术中的应用效果[J].现代医药卫生,2020,36(22):3657-3659.

[32]侯良,钟美兴,刘华之,等.应用复方洗必泰预防食管癌患者术后呼吸机相关性肺炎的效果研究[J].赣南医学院学报,2021,41(11):1111-1113.

[33]张娟,刘璐,李萌,等.肠内营养支持患者误吸的预防与管理最佳证据总结[J].全科护理,2021,19(26):360-1-3606.

[34]周晶,宁妍妍,丁倩.细节性护理对食管癌根治术后患者排痰效能及应对方式的影响[J].齐鲁护理杂志,2021,27(4):26-28.

[35]王韶莉,刘燕,段稳,等.十二指肠营养管在食管癌三切口根治术患者中的应用[J].齐鲁护理杂志,2021,27(6):77-79.

[36] 刘玉荣,董艳,孟醒,等.皮格马利翁效应干预对食管癌手术患者呼吸功能锻炼依从性的影响[J].中国健康心理学杂志,2021,29(6):852-857.

[37] 李军,刘相燕.胸壁外科疾病的治疗进展[J].中国胸心血管外科临床杂志,2022,29(1):121-126.

[38] 丁倩,何爽.主动呼吸循环技术联合回馈教学对肺癌手术患者快速康复的影响[J].护理与康复,2020,19(7):39-42.

[39] 杨玲.食管裂孔疝56例多层螺旋CT影像诊断及临床价值[J].影像研究与医学应用,2021,5(3):187-188,212.

[40] 陈丽娜.整体护理干预在贲门失弛缓症患者经口内镜下肌切开术围术期中的应用[J].健康必读,2021,(1):130.

[41] 刘俊峰,刘新波,王岩,等.经腹腔镜Heller肌切开治疗贲门失弛缓症的远期结果及影响因素[J].中华胸心血管外科杂志,2021,37(11):654-659.

[42] 刘玉荣,董艳,孟醒.食管癌根治术后肺部感染患者病原菌分布特点及影响因素分析[J].四川解剖学杂志,2021,29(1):46-47.

[43] 张奇,李天阳.胸腔镜手术治疗纵隔肿瘤的临床分析[J].中国现代药物应用,2020,14(6):52-53.

[44] 师玉晶,魏力.加速康复外科在胸腺瘤合并重症肌无力患者围手术期护理中的应用[J].天津护理,2021,29(5):564-564.

[45] 李爽.胸腺瘤伴重症肌无力12例围术期护理体会核心研究[J].健康之友,2021,1:281.

[46] 中国免疫学会神经免疫分会.中国重症肌无力诊断和治疗指南(2020版)[J].中国神经免疫学和神经病学杂志,2021,28(1):-1-12.

[47] 李为民,刘伦旭.呼吸系统疾病基础与临床[M].北京:人民卫生出版社,2017.

[48] 李军,刘相燕.胸壁外科疾病的治疗进展[J].中国胸心血管外科临床杂志,2022,29(1):121-126.

[49] 商宏伟,李强.漏斗胸外科治疗进展[J].中国胸心血管外科临床杂志,2021,28(9):1119-1124.

[50] 中华医学会小儿外科学分会心胸外科学组,广东省医师协会胸外科分会.漏斗胸外科治疗中国专家共识[J].中华小儿外科杂志,2020,41(1):7-12.

[51] 杨智慧,杨慧.快速康复外科理念在胸腔镜肺癌手术患者围术期中的应用及护理效果[J].包头医学,2020,44(4):47-49.

[52] 涂远荣,刘彦国.中国手汗症微创治疗临床指南(2021年版)[J].中国胸心血管外科临床杂志,2021,28(10):1133-1139.

[53] 范文瑾,魏超.原发性手汗症的治疗[J].临床皮肤科杂志,2021,50(12):760-762.

[54] 孔艳秀,林秀娟.胸腔镜下胸交感神经链切断术治疗手汗症的护理对策分析[J].中西医结合护理(中英文),2021,7(2):85-87.

[55] 冯俊翔.术前相关体动脉栓塞术对减少肺移植术中出血量的价值[D].广州:广州医科大学,2021.

[56]WEN Y,LIANG H,QIU G,et al. Non-intubated spontaneous ventilation invideo-assisted thoracoscopic surgery:a meta-analysis[J]. Eur J Cardiothorac Surg,2020,57(3): 428-437.

[57]HUNG W T,CHENG Y J,CHEN J S. Video-Assisted Thoracoscopic Surgery Lobectomy for Lung Cancer in Nonintubated Anesthesia[J]. Thorac Surg Clin,2020,30(1):73-82.

[58]崔倩,栗文娟,王梦,等.英国《16岁以上的慢性疼痛(原发性和继发性):所有慢性疼痛的评估和慢性原发性疼痛的管理》指南解读[J]. 全科护理,2022,20(8): 1039-1043.

[59]邢丹,林剑浩,胡永成.《中国骨关节炎疼痛管理临床实践指南(2020年版)》解读与实施建议[J].中华骨科杂志,2020,40(20):1429-1434.

[60]刘玉荣,董艳,孟醒.早期营养护理干预在食管癌手术患者术后康复中的应用[J].齐鲁护理杂志,2021,27(4):118-120.

[61]刘小立.论疼痛的临床定义[J].中华疼痛学杂志,2021,17(6):580-582.

[62]杨夏,倪惠,叶建红,等.活动性疼痛评估对胸腰椎骨折患者术后疼痛管理的影响[J].国际护理学杂志,2022,41(4):676-679.

[63]丁倩.肺康复路径对肺癌根治术病人术后呼吸功能恢复及运动耐力的影响[J].全科护理,2019,17(29):3674-3676.

[64]程淑鑫.骨科术后失眠原因分析与中医临床护理干预[J].世界睡眠医学杂志,2020,7(6):975-976.

[65]董艳,董喆,孟醒,等.心理支持护理联合意向放松训练在中晚期肺癌患者中的应用[J].河南大学学报(医学版),2021,40(6):437-440.